当代中医外治临床丛书

肾系疾病
中医特色外治254法

总主编　庞国明　林天东　胡世平　韩振蕴　王新春

主　编　庞国明　钱　莹　林天东　叶乃菁

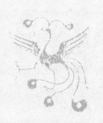

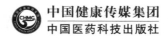

中国健康传媒集团
中国医药科技出版社

内 容 提 要

　　本书是搜集古今文献中肾系疾病的中医特色外治疗法，并结合现代临床实践编撰而成。全书分为"概论"和"临床应用"两大部分。概论部分从肾系疾病中医外治法的发展历程、常用方法、作用机制、提高临床疗效的思路与方法及注意事项等方面进行了阐述；临床应用部分则从处方、用法、适应证、注意事项、出处等方面对肾系疾病的外治方法做了具体介绍，同时设"综合评按"对每一种病的外治法进行了总结。本书内容贴合临床实践，对从事中医肾系疾病诊疗的临床医生、学生、教师等有一定的参考价值。

图书在版编目（CIP）数据

　　肾系疾病中医特色外治 254 法 / 庞国明等主编 . — 北京：中国医药科技出版社，2021.5

　　（当代中医外治临床丛书）

　　ISBN 978-7-5214-2331-0

　　Ⅰ . ①肾… 　Ⅱ . ①庞… 　Ⅲ . ①肾病（中医）—外治法 　Ⅳ . ① R256.5

　　中国版本图书馆 CIP 数据核字（2021）第 031042 号

美术编辑　陈君杞
版式设计　也 　在

出版　**中国健康传媒集团** | 中国医药科技出版社
地址　北京市海淀区文慧园北路甲 22 号
邮编　100082
电话　发行：010-62227427　邮购：010-62236938
网址　www.cmstp.com
规格　710×1000mm $^1/_{16}$
印张　11 $^1/_4$
字数　175 千字
版次　2021 年 5 月第 1 版
印次　2024 年 4 月第 2 次印刷
印刷　三河市万龙印装有限公司
经销　全国各地新华书店
书号　ISBN 978-7-5214-2331-0
定价　**36.00 元**

获取新书信息、投稿、为图书纠错，请扫码联系我们。

《当代中医外治临床丛书》
编委会

甘洪桥　艾为民　龙新胜　平佳宜　卢　昭
叶　钊　叶乃菁　付永祥　代珍珍　朱　琳
朱　璞　朱文辉　朱恪材　朱惠征　刘　辉
刘宗敏　刘建浩　刘鹤岭　许　亦　许　强
阮志华　孙　扶　苏广兴　李　松　李　柱
李　娟　李　慧　李　淼　李义松　李方旭
李玉柱　李正斌　李亚楠　李军武　李红梅
李宏泽　李建平　李晓东　李晓辉　李鹏辉
杨玉龙　杨雪彬　吴先平　吴洪涛　宋震宇
张　平　张　芳　张　侗　张　挺　张　科
张　峰　张云瑞　张亚乐　张超云　张新响
陈　杰　陈　革　陈丹丹　陈宏灿　陈群英
武　楠　岳瑞文　金　凯　周　夏　周克飞
周丽霞　庞　鑫　庞国胜　庞勇杰　庞晓斌
郑晓东　孟　彦　孟红军　赵子云　赵庆华
赵海燕　胡　权　胡永召　胡欢欢　胡秀云
胡雪丽　南凤尾　柳国斌　柳忠全　闻海军
娄　静　姚沛雨　钱　莹　徐艳芬　高言歌
郭　辉　郭乃刚　黄　洋　黄亚丽　曹秋平
曹禄生　龚文江　章津铭　寇志雄　谢卫平
靳胜利　鲍玉晓　翟玉民　翟纪功

编撰办公室主任　韩建涛

编撰办公室副主任　王凯锋　庞　鑫　吴洪涛

本书编委会

良工不废外治

——代前言

中医外治法是中医学重要的特色标志之一。在一定程度上讲，它既是中医疗法乃至中医学的起源，也是中医药特色的具体体现。中医外治法经历了原始社会的萌芽、先秦时期的奠基、汉唐时期的发展、宋明时期的丰富、清代的成熟以及当代的完善与发展。尤其是近年来，国家中医药管理局高度重视对中医外治法的发掘、整理与提升，并且将其作为中医医院管理及中医医院等级评审的考评指标之一，极大地推动了中医外治法在临床中的应用和推广。中医外治法与内治法殊途同归、异曲同工，不仅可助提临床疗效，而且可以补充内治法的诸多不足，故自古就有"良工不废外治"之说。因此，中医外治法越来越多地得到各级中医管理部门、各科临床一线医护人员的高度重视和青睐。

近年来，中医外治法的发掘、整理、临床应用研究虽然受到高度重视，但惜于这许许多多的传统与现代新研发的外治疗法散见于各个期刊、著作等文献之中，不便广之，尤其是对于信息手段滞后及欠发达地区的基层医务人员来说，搜集资料更加困难，导致临床治疗手段更是受到了极大的限制。为更好地将这些疗法推广于临床各科，更好地弘扬中医特色外治疗法，在上海高品医学激光科技开发有限公司、河南裕尔嘉实业有限公司的支持与帮助下，我们组织了全国在专科专病领域对外治法有一定研究的 50 余家中医医院的 260 余位临床专家编撰了这套《当代中医外治临床丛书》。本丛书以"彰显特色、简明扼要、突出实用、助提疗效"为宗旨，每册分为概论和临床应用两大部分。其中概论部分对该专病外治法理论基础、常用外治法的作用机制、提高外治临床疗效的思路与方法以及应用外治法的注意事项五个方面进行阐述；临床应用部分以病为纲，每病通过处方、用法、适应证、注意事项、出处、综合评按六栏对药物外治法、非药物外治法进行详细介绍。尤其是综合评按一栏，在对该病所选外治法进行综合总结分析的基础上，提出应用外治法的要点、心得体会、助提疗效的建议等，乃本书的一大亮点，为读者正确选用外治方法指迷导津，指向领航。本套丛书共分为内科、外科、妇科、儿科、五官科、皮肤科、男科、骨伤科、肛肠科、康复科十大类 20 个分册，总计约 300 万字。其中，书名冠以"××法"，实一方为一法。希望本套丛书的出版能为广大中医、西医、中西医结合临床工作者提供一套实用外治疗法参考书。

　　由于时间仓促，书中难免有不足之处，盼广大读者予以批评指正，以利再版时修订完善！

庞国明

2021 年 3 月

编写说明

　　中国医药学是个伟大的宝库，在中国经历了数千年的实践检验，证明传统医学理论和各种内外治法都是行之有效的。特别是其中的中医外治法历史源远流长，是中医治疗学的重要组成部分。

　　中医药对肾脏疾病的独特疗效引人注目。肾炎、肾功能衰竭属中医"关格""癃闭""虚劳""水肿"等范畴，在明代李时珍的《本草纲目》中即有以猪苓、地龙、葱涎贴脐治疗水肿尿短的记载。随着西医学对肾炎、肾功能衰竭的认识进展及中药透皮吸收给药理论和技术的发展，中医药外治治疗肾炎、肾功能衰竭的研究已成为与内服并驾齐驱的一种治疗方法。

　　我国广大肾脏病工作者，尤其是近现代名医各家积极响应党的号召"坚持中西医结合的方针"，运用外治法治肾脏疾病取得了许多经验。中医的优势是理论丰富、方药众多，具有简便验廉的特点。近年来，许多医家应用中医外治法治疗肾脏疾病取得成功的经验表明，外治法作为中医药治疗学的重要组成部分，在肾病治疗中也发挥着重要作用。肾脏病外治法从临床经验总结到实验室的基础研究等方面都取得了很大成绩。通过临床观察，肾炎、肾病综合征及肾衰等，综合运用外治法治疗的效果要比单用中医或西医治疗效果都好。由于我们目前收集资料的途径还很局限，有些外治法，特别是民间的一些有特殊疗效的外治法由于没有发表途径，我们不得而知。另外，一些国外有关肾科疾病的外治法资料尚较少，有待今后修订时进一步充实。目前在临床上中医外治法仅作为一种辅助治疗手段，研究与观察的病例较少。所以今后我们还应加强对肾病外治的实验研究，规范临床对比观察，探索其作用机制。综上所述，只要遵循中医基础理论的指导，举一反三，触类旁通，中医外治法将会在肾脏疾病的治疗上大放异彩，全面提高中医药防治肾脏疾病的水平。

本书是想把有关近年来发表在专业杂志和书籍中有关肾脏疾病外治法的文献资料汇总献给广大肾脏病工作者，重在突出临床，重在实用，如果说本书对于从事本专业读者有点参考价值的话，编著者们将备感欣慰。

编　者

2021 年 1 月

目 录

第一章

概论

第一节 肾脏病外治法的发展历程

长沙马王堆汉墓出土的《五十二病方》中有熨法、熏法、洗浴法、贴敷法等多种针对肾系、泌尿系的外治疗法。《内经》中也有用外治方法治疗水肿等病的记载，如《素问·阴阳应象大论》云："其有邪者，渍形以为汗；其在皮者，汗而发之"。《素问·至真要大论》又云："摩之浴之……开之发之，适事为故"。在《素问·汤液醪醴论》中创造性地提出了治疗水肿之大法："平治于权衡，去宛陈莝，微动四极，温衣，缪刺其处，以复其形，开鬼门，洁净府"。提出了水肿的治疗原则，为以后熏蒸疗法提供了依据。

在西汉的《史记·扁鹊仓公列传》中记载有外治法治疗肾、泌尿系病例。如用"火齐汤"治疗"不得前后溲"和"溺赤"，用"柔汤"治疗"不得小溲"，灸足厥阴之脉治"遗溺""溺赤"等，开创灸法治疗肾系疾病的先河。东汉时的张仲景在《伤寒杂病论》中记载了蜜煎导法、猪胆汁导法，开创了中医直肠给药的先河。

唐代孙思邈的《千金方》记载有用灸法、摩膏法、外洗法等治疗水肿的经验，疗效甚佳。并最早运用了导尿术，《千金方》记载为"凡尿不在胞中者，为胞屈僻、津液不通，以葱叶除尖头，内阴茎孔中深三寸，微用口吹之，胞胀，津液大通即愈"。

明代李中梓在《医宗必读·水肿胀满论》中有用升麻、栀子，青盐捣末填脐治疗小便不通的记载。

清代对肾的生理和病理有了进一步的认识。此阶段肾系药物外治疗法体系理论完备、技法丰富、应用广泛。其特点是药物外治疗法的理论和实践水平大幅提高，作为分支学科而言，其理法体系已经构建成熟。外治疗法专著《急救广生集》《理瀹骈文》的问世标志着药物外治疗法已经演化为一个独立的学科。另外，明清医家重视民间技术，广泛流行于民间的一些实用技术充实了药物外治疗法。如《串雅外篇》《验方新编》收录了大量民间单方、验方，药物外治疗法得以进一步提高。

第二节　肾脏病常用外治法

一、药物外治法

药物外治法是指外用药物来治疗肾脏病的一种外治法，它又包括许多种类，如膏药疗法敷脐疗法等。

1. 药膏疗法

药膏疗法是将外用药膏贴敷于肌肤，以治疗疾病的一种方法。各种剂型的药膏、油膏、软膏等通过皮肤、黏膜的吸收作用，达到行气活血、疏通经络、祛邪外出的治疗目的。长沙马王堆汉墓出土的医帛书《五十二病方》中已载有外用膏剂治疗外伤、痂等；用水银膏外敷治疗痈肿等。《内经》则更为详细地记载了药膏疗法的作用："其化脓者，泻则合豕膏……疏砭之，涂以豕膏。"唐代著名医家孙思邈以其自身体验及其临床心得，介绍了痈疽"薄贴"治法及诸有效膏方，指出："热气壅结成痈疽，方有灸法，亦有温治法，以其中冷未成熟之时，其用冷药贴敷之，治热已成，以消热，令不成脓也"。通过历代医家的临床实践，使本疗法更臻完善。清代吴师机《理瀹骈文》肯定了本疗法的功效，并系统地总结了各种药膏的作用和用法。清代徐大椿《医学源流论》指出："今所用之膏药，古人谓之薄贴"。本疗法至今仍为临床医家广泛应用。

2. 贴敷疗法

贴敷疗法是将药物敷在体表的特定部位，以治疗疾病的一种方法。本疗法源远流长。在远古时期，先民就已学会用泥土、草根、树皮外敷伤口止血。马王堆汉墓出土的《五十二病方》载有许多外敷方剂，用以治疗创伤、外病等。晋代葛洪《肘后备急方》载用鸡子白、醋、猪脂，水、蜜、酒等作为外敷药的调和剂。南北朝龚庆宣《刘涓子鬼遗方》用猪胆汁外敷治疗痈肿；唐代孟诜《食疗本草》用胡桃研泥外敷治疗白发；明代《普济方》用生附子研末和葱涎为泥，敷涌泉穴等，说明本疗法相沿习用甚久。清代吴师机《理瀹骈文》集贴敷疗法之大成，标志着本疗法的临床应用达到了更为完善的水准。

3. 敷脐疗法

敷脐疗法简称"脐疗"，是选用适当药物，制成一定的剂型填敷脐中，以治疗疾病的方法，即利用肚脐敏感度高，渗透力强，渗透快，药物易于穿透、弥散而被吸收的解剖特点，以及神阙总理人体诸经百脉，联系五脏六腑、四肢百骸、五官九窍、皮肉筋膜的生理特点，使药力迅速渗透。早在晋代葛洪《肘后备急方》中就有用盐纳脐中灸之，以治疗霍乱的记载。唐代孙思邈《千金要方》载有用东壁土敷脐，或用苍耳子烧灰敷脐，或用露蜂房烧灰敷脐，以治脐疮流水不止的方法。清代更有所发展，如吴师机《理瀹骈文》中用本疗法治病的方药就有数百种之多。

4. 中药灌肠疗法

中药灌肠疗法是将中药药液从肛门灌入或点滴入大肠，以治疗疾病的一种疗法。唐代以后各代医家沿用和发展了这一给药方法，但主要仍适用于便秘患者的润肠通便。而在近代已出现了用中药灌肠治疗大便不通、肠道寄生虫病、溃疡病、肛门局部病证等。20 世纪 70 年代以后，这一疗法的应用日趋广泛。它不仅可广泛应用于临床各科数百种常见病证的治疗，更因其给药方法不受患者吞咽功能和上消化道的影响，吸收快、药效发挥迅速，而成为一种常用的中医药治疗手段。特别是中药灌肠治疗慢性肾功能衰竭，可使尿毒素通过肠道而增加排泄，在肾病领域中具有不可替代的作用，极大地发挥了中医保守治疗尿毒症的优势及特色。

5. 熏洗疗法

熏洗疗法是利用药物煎汤的热蒸气熏蒸患处，待温后以药液淋洗局部的一种治疗方法。它是借助药力和热力，通过皮肤黏膜作用于机体，促使腠理疏通，脉络调和，气血流畅。药液的淋洗又能使疮口洁净，祛除毒邪，从而达到治疗疾病的目的。本疗法起源甚早。马王堆汉墓出土的《五十二病方》中已载有熏洗方 8 首。张仲景《金匮要略》曰："蚀于下部则咽干，苦参汤洗之。"晋代葛洪《肘后备急方》有"渍之""淋洗"的论述。清代吴师机将熏洗分为熏法、蒸法、淋法、坐浴和汤熨等法。本疗法主要是通过温热药液熏蒸洗浴的方法来治疗疾病，有别于熏蒸疗法单纯以药液的热蒸气熏蒸治疗疾病。

6. 吹鼻疗法

吹鼻疗法是将药物研为细末，以小竹管或小纸管、喷药器把药粉吹入鼻内，经鼻黏膜吸收而治疗疾病的一种方法。本疗法起源较早。早在汉代张仲景《伤寒杂病论》即载有吹鼻治猝死。晋代葛洪《肘后备急方》已有吹鼻和吹鼻取嚏之分。明代李时珍《本草纲目》、清代吴师机《理瀹骈文》、陆以湉《万病验方大全》等均收录了许多颇有疗效的吹鼻验方，至今仍为医家广泛应用。本法能将药末送到鼻腔较深部位，并使药末分布于大片鼻腔黏膜上，一方面促使药物经黏膜吸收；另一方面通过吹药动作和药末的刺激，可使患者打嚏，借以宣通肺气，开窍醒神。

7. 沐浴疗法

沐浴疗法是将身体浸泡在水中或药液中洗浴以治疗疾病的一种方法。本疗法已流传数千年。肾脏疾病常属于中医学"关格""水肿""癃闭""虚劳"等范畴，肾炎、肾功能不全的中医病机为正虚邪实，正虚以脾肾亏虚为主，邪实以湿浊、水气、血瘀多见。李时珍在《本草纲目》中所引治诸肿第一法"开鬼门"的 17 种药物中，有 7 种药物是外用熏洗的，表明外用熏洗疗法不仅可以发汗，与此同时还可达到解肌祛邪之目的，使水肿因势利导从汗而泄。现有人认为在肾功能衰竭时，可通过洗浴等方法，促进水、代谢产物等随汗液从皮肤排出，从而提出了"皮肤透析"这一概念。中药热水药浴，可利用药物、水的温和沐浴以清洗皮肤，分泌汗液，冲刷汗孔，促使汗腺充分发挥其排泄功能，使体内多余水分及因肾功能衰竭而蓄积的代谢废物增加排泄，水肿及血中毒素随汗泄而降低，从而缓解肾脏疾病的临床证候。皮肤瘙痒是肾功能不全患者的常见症状，虽经抗组胺药物等治疗及用血液透析和滤过，瘙痒症状仍难缓解。肾脏疾病的皮肤瘙痒，其最常见的原因有尿素刺激、甲状旁腺功能亢进、钙磷沉积、皮肤干燥等，药浴治疗可促使汗腺活动增加，汗液分泌增多，部分汗腺、皮脂腺的功能恢复；同时，增多的汗液冲刷带走了积储在皮肤的尿毒素和钙磷沉积物；另外，中药的泄浊、祛风、活血、止痒作用也借温热水浴而更好发挥。高血压是肾脏疾病的常见症状，也是促使肾脏功能逐渐损害的因素之一，控制血压在肾脏疾病的治疗中有重要意义。中药药浴疗法通过宣泄发汗，增加水及钠的排泄，对容量依赖性高血压具有较好的治疗作用。药浴中所用疏通气血的中药可发挥通调血脉的作用，在温热的物理刺激下，药物使血管扩张，血液循环通畅、缩血管物质的生物活性降低，微循环改善，不仅产生降血压作用，也可促进损伤组织的修复。

8. 洗足疗法

洗足疗法也称洗脚疗法，是用药液浸泡洗脚以治疗疾病的一种方法。本疗法流传较久。历代医家总结认为：春天洗脚，开阳固脱；夏天洗脚，湿邪乃除；秋天洗脚，肺腑润育；冬天洗脚，丹田暖和。清代吴师机《理瀹骈文》载："临卧濯足，三阴皆起于足指，寒又从足心入，濯之所以温阴而却寒也。"本疗法根据经络学说，将药物直接作用于双足，并不断按摩足趾、足心。大蹈趾是肝脾两经通路，可疏肝健脾，增进食欲，足心是肾经涌泉穴所在，能治肾脏疾病。

9. 穴位注射法

穴位注射法是将药水注入穴位防治疾病的一种治疗方法，俗称的打水针就是指穴位注射法。它可以将针刺的刺激和药物的性能，及对穴位的渗透作用相结合，发挥其综合作用，故对肾小球肾炎、肾衰等有比较好的疗效。

二、非药物外治法

1. 针刺疗法

针刺疗法是指运用以毫针为主的各种针刺工具，在人体经络上的腧穴或在面部、耳部、舌部、足部等特定部位，施以一定的操作方法，以通调营卫气血、调整经络、脏腑功能而治疗相关疾病的一种方法。针刺疗法起源于中国，针刺的前身是"砭术"，"砭术"的主要工具是砭石，萌芽于一万至四千年前的新石器时代，到秦汉时期，随着冶铁术的发明，针具就由石针、骨针、竹针逐渐发展成为金属针。本法可以通过对人体腧穴的刺激，疏通人体气血，调整脏功能，从而达到治疗疾病的目的。

2. 拔罐疗法

拔罐疗法是以竹罐为工具，利用燃烧的热力，排去其中的空气，产生负压，使之吸着于皮肤，造成被拔部位的皮肤瘀血现象，以达到治疗疾病目的的一种方法。该法通过经络腧穴的调整作用改善体质、增强机体的抗病能力，从而达到治疗和保健的目的。拔罐疗法又名"火罐气""吸筒疗法"，古称"角法"。在马王堆汉墓出土的帛书《五十二病方》中就有记载，晋代葛洪《肘后备急方》，唐代王焘《外台秘要》中皆提到角法。清代赵学敏在《本草纲目拾遗》中提到"火罐气"时说："罐得火气合于内，即牢不可脱，肉上起红晕，罐中有水出，风寒尽出"。近年来，随着医疗实践的不断发展，不仅火罐的质料，拔罐方法，均有改进和发展，治疗范围也进一步扩大。

3. 穴位埋线法

穴位埋线疗法是在中医理论指导下，将特制的线植入机体特定部位（穴位），利用羊肠线对穴位的持续刺激作用，及羊肠线的异体蛋白的刺激作用，以激发经络气血、协调机体功能，起到防治疾病目的的一种中医外治方法。本疗法是通过局部（穴位）的多种刺激，以改变局部或所支配区域的内在、外在环境，重新使机体的生理状态达到平衡，起到防治疾病的目的。

4. 推拿疗法

推拿，又称"按摩""按跷""乔摩"，是指在中医基本理论（尤其是经络理论）学说指导下通过在人体体表一定的部位施用各种手法，或配合某些特定的肢体活动来防治疾病的一种方法。推拿疗法的起源，可以追溯至远古时期，先民们在生存竞争中遇到意外损伤时，由于用手按抚体表患处而感到疼痛减轻或缓解，从而逐渐发现其特殊的治疗作用，并在长期的实践过程中形成了这一独特疗法。本疗法通过手法的刺激可起到疏通经络、滑利关节、调整脏腑气血功能、增强人体抗病能力等作用。

5. 刮痧疗法

刮痧疗法是用边缘光滑的竹板、瓷器片、小汤匙、铜钱、硬币、玻璃等工具，食油或清水在体表部位进行由上而下、由内向外反复刮动，用以治疗有关疾病的方法。本疗法是临床常用的一种简易治疗方法，流传甚久。有学者认为刮痧是推拿手法变化而来。《保赤推拿法》载："刮者，医指挨儿皮肤，略加力而下也。"元明时期，有较多的刮疗法记载，并称为"戛法"。由于本疗法无须用药，见效也快，故现在仍在民间广泛应用。本疗法有宣通气血，发汗解表、舒筋活络、调理脾胃等功能，而五脏之俞穴皆分布于背部，刮治后可使脏腑秽浊之气通达于外，促使周身气血流畅。

6. 灸法

灸法是指运用艾炷或艾条的热力以及药物的作用来治疗疾病的一种方法。宋人窦材《扁鹊心书》载："凡灸大人，艾炷须如莲子，底阔三分；若灸四肢与小儿，艾炷如苍耳子大；灸头面，艾炷如麦粒大……"明代杨继洲的《针灸大成》："灸法用生姜，切片如钱厚，搭于舌上穴中，然后灸之。"灸法现在在临床上还被广泛运。本疗法主要借灸火的热力、药物的作用以及灸疮的刺激通过经络腧穴的调整作用改善体质、增强机体的抗病能力，从而达到治疗和保健的目的。

第三节　肾脏病外治法的作用机制与意义

外治法是指用药物和手术或配合一定的器械等，直接作用于患者体表某部或病变部位，以达到治疗疾病的一种治疗方法。它同内服法一样，都能发挥治疗作用，有异曲同工之妙。肾脏病外治法是指通过外治法来治疗肾病。也就是指治疗肾脏病的一些外治法。外治法最早是用来治疗外科病及风湿诸疾，如古代最原始的针刺工具砭石最初是用来刺破痈疡、排除脓血以减轻疼痛的；最初的气功是用来治疗湿痹诸疾的；最初的热熨疗法是用来治疗腰痛及关节炎的；最初的贴敷疗法是用来治疗创伤、外病的。随着医学的发展，外治法被逐渐用来治疗内科病。如用针灸治肠炎、痢疾；用贴脐法治黄疸、便秘等，并创立了脊背针疗法、水针疗法、理疗法等。肾脏病外治法便是在这种情况下逐渐产生的。肾脏病外治法虽然没有系统的专著，但其许多内容都散在于民间一直流传，并被近代医家所发展而形成了一个有着广泛前景的治疗手段。

一、肾病外治法的原理

中医外治与内治法一样，均是以中医的整体观念和辨证论治思想为指导，运用方剂配伍理论和经络学说，通过各种不同方法将药物施于皮肤、孔窍、腧穴等部位，以发挥其疏通经络，调和气血，解毒化瘀，扶正祛邪等作用，使不平衡的脏腑阴阳得以重新调整和改善，从而促进机体功能的恢复，达到治病的目的。中药外治法治疗肾炎、肾功能衰竭，常使用温阳、活血、利水、泄浊等药物，以敷脐或热熨肾俞穴的方法，通过药物的吸收和局部刺激发挥治疗效应，其作用原理包括直接作用和间接作用。

直接作用是指药物透过皮肤、孔窍、腧穴等部位直接吸收，进入血脉经络，输布全身，以发挥其药理作用。如常用的敷脐疗法，即药物施于脐部，气味入血，通过血脉行遍全身，发挥药理效应。而脐部无皮下脂肪，表皮角质层较薄，脐下双侧有腹壁下动脉和静脉及丰富的毛细血管网，故药物易于穿透、弥散而被吸收。药物经皮肤吸收的主要途径有：①通过动脉通道、角质层转运（包括细胞内扩散、细胞间质扩散）和表皮深层转运而被吸收，药物可通过一种或多种途径进入血液循环。②水合作用。角质层的含水量与环境相对湿度有关，中药外贴，局部形成一种汗水难以蒸发扩散的密闭状态使角质层含水量由5%~15%增加至50%，角质层经水合作用后，可膨胀成多孔状态易于药物穿透。药物透皮速率可因此而增加4~5倍，同时还能使皮温从32℃增至37℃，加速血液循环。③表面活性剂作用。如膏药中所含的铅皂是一种表面活性剂，可促进被动扩散的吸收，增加表皮类脂膜的药物透过率。④芳香类药物的促进作用。芳香性药物敷于局部，可使皮质类固醇透皮能力增高8~10倍。

间接作用是指药物对局部的刺激，通过经络系统的调节而起到纠正脏腑阴阳气血的偏盛偏衰，补虚泻实，扶正祛邪等作用以治疗疾病。它首先表现在药物施于体表、腧穴、孔窍等，对局部产生一定的刺激，可通过经络将这一刺激信息传入内脏或至病所，发挥调节或治疗作用。其次是促进药物直接治疗作用的发挥。这是因为中药外治除了施药外，还有辅助的温热刺激、化学刺激和机械物理刺激等，以加速血液循环，促进药物的渗透、吸收和传播而增强全身效应。药物对体表某一部位的刺激，可通过反馈原理将刺激传入人体内相应的部位，而起到治疗效应。

肾脏病变常以肾脏为主并可涉及心、肝、脾、肺等多个脏器，中药的腧穴、体表外敷的治疗一方面可能使药物通过刺激足太阳膀胱经和任脉的肾俞、关元等穴位，从经络间接作用于肾；另一方面可使药物通过肾区皮肤透入，直接作用于肾。而所用的外敷方药大多为温肾、活血、利水、泄浊等中药，因此，外敷疗法通过穴位及皮肤的双重吸收作用，达到温肾和络、利尿泄浊的治疗目的，调节肾脏及其他脏器的功能，减轻或延缓肾脏病变的进展和临床表现。

二、肾脏病外治法的意义

肾脏疾病特别是肾功能衰竭属于危重病证，临床表现常诸症蜂起，特别是本病患者大多具有病程长，消化功能差的特点。外治疗法的实施可作为一种有效手段弥补口服内治的不足，故外治疗法具备的优势有如下 3 点：①直达病所，奏效迅捷。中药外治法施于局部组织内的药物浓度显著高于其血液浓度，故发挥作用充分，疗效明显且取效迅捷。②多途径给药，弥补内治不足。口服给药由于给药时间及剂量的关系，药物浓度在血液中不能保持恒定，另外药物经口腔进入血液后，沿途受到化学物质和酶的分解破坏作用，达到病所已所剩无几，使疗效受到影响，而外敷法多无此弊，特别是对于不能口服的药物均无过多禁忌，并且可与口服治疗联合应用。③使用安全，毒副作用少。中药外治常可兼用一些有刺激作用并与药效作用相关联的药物，并且人体直接经皮肤吸收进入大循环，避免了药物对肝脏的毒害作用。

第四节 提高外治法临床疗效的思路与方法

中医外治法中的药物外治法所需的药量远远小于内服药量，且往往采用患病局部或病位相邻的部位施药的方法，在局部形成较高的药物浓度，而血中药物浓度则甚微；有的药物即使通过人体直接吸收而发挥作用，也因其选择适宜的途径直接进入大循环，避免了药物对肝脏及其他器官的毒害。而针灸、耳穴压豆法等疗法则几乎无毒害作用。由于中医外治法是施术于体表起到治疗效果，可以随时观察患者的不同反应而决定去留，因此，其方法更安全，副作用小。

要提高外治法临床疗效，需要做到以下几点。

一、精于辨证，定位用药

辨证论治是中医遣方用药的根本，古今历代医家均十分重视审证求因，通过运用望、闻、问、切四诊来全面地了解患者的症状和体征，然后进行分析、综合、归纳，弄清疾病发生的原因、部位、性质、轻重程度、范围大小及发展趋势，从而选择适宜的外治方法进行治疗。如果虚实不明、寒热不辨、表里相混、阴阳不分地使用外治法，就不会取得应有的效果，有时亦会使病情恶化，这是在使用外治法时要特别注意的。吴氏所言"外治之法，间有不效者，乃看证未的，非药不效也"。"大凡外治用药，皆本内治之理，而其中有巧妙处，则法为之也。"故其强调治病要"明阴阳，识脏腑"。在其著作中也始终贯穿应用阴阳五行、脏腑经络理论来指导临床。如小儿发热、辨证属风热者，可选用薄荷叶捣烂揉擦迎香穴，以疏风散热。只有辨证准确，才能使外治法有据可依、有法可循、治之无误，更好地发挥其治疗作用。中药外治法施于局部组织内的药物浓度显著高于血药浓度，故发挥作用充分，局部疗效明显优于内治，且取效迅捷。如用气雾剂平喘；用锡类散灌肠治疗溃疡性结肠炎，可在病灶局部直接发挥解毒生肌的作用。

颈椎病项强臂麻，用活血通络的药物作枕，其疗效不逊色于内服，且免除了长期服药之苦；关节局部寒冷疼痛，用温经活血通络药局部外敷加热熨，散寒效果较内服药为优。

二、重视剂型，防治结合

外治法所用药物的剂型颇多，除传统的丸、散、膏、丹等外，目前又开发出气雾剂、灌肠剂、乳剂、熨剂等，各种剂型由于制剂工艺不同，作用特点各异，因而临床辨证施治时，要针对性地加以选择，以充分发挥其疗效。如虚寒胃痛或妇女痛经则宜选用热熨剂或灸法来温通经络止痛；跌打损伤则宜选用中药外洗或外擦；疮疡溃烂则不宜选用对皮肤有刺激的药物如酊剂。所有这些，均说明剂型的选择合理与否，直接影响到疗效的高低，故应引起足够的重视。中医书籍中有麻油点鼻预防瘟疫的记载，有用液状石蜡点鼻预防流感的方法，被认为可能是油类在鼻黏膜上形成保护层的作用。又有用食醋熏蒸或滴鼻预防流感的方法，对流脑、腮腺炎均有较好的预防效果，已普遍为群众所接受。许多中药外治法，如药物兜肚、药枕、药榻、药被、药衣疗法，佩戴香囊等等，不但可以用于治疗疾病，还可健脑益聪、强身健体，经实践证实具有较高的养生保健和防治疾病的价值。

三、灵活有度，三因制宜

中医学"天人相应"的自然辩证法，说明了大自然的千变万化、寒暑交替、斗转星移都直接影响着人体的生理与病理，而人体本身又有禀赋、年龄、体质、性别之不同，以及各地区的生活习惯和环境差异，因而运用外治法时就要注意到自然因素和人为的因素，即所谓因人、因地、因时制宜。

（1）因人制宜：外治法和内治法一样均需要根据患者的体质、年龄、性别、生活习惯以及既往病史等具体情况来采取适当的治疗，而不能片面地、孤立地看待疾病，机械地使用外治法。如小儿患风寒感冒，用葱白、生姜、胡椒加水煮沸，令患儿吸其蒸气，汗出即愈；而成人患风寒感冒则必须用嚏鼻取嚏、生姜擦背而收功。盖小儿脏腑娇嫩，形气未充；而年长者气血已衰，耐受力差，故不能使用刺激力强的治法。对孕妇则禁止在腹部使用刺激力强的外治法，凡此种种，说明外治法要因人施治，正确使用，方能驱除邪疾。

（2）因时制宜：四时气候变化，对人体的生理功能、病理变化均产生一定的影响，根据不同季节气候特点，采取适宜的治疗方法，是十分必要的。吴师机治疗四时伤寒的伤寒通用膏，春夏加石膏、枳实，秋冬加细辛、桂枝，就充分体现了这一特色。如麻疹欲出不透者，在夏季气候炎热时，宜用紫背浮萍、椿根皮、西河柳、生姜煮水擦背，而在冬季气候寒冷时则应采用熏洗疗法。

（3）因地制宜：我国地域辽阔，各地四季气候差异悬殊，因而在运用外治法时，必须结合当地的气候特点，采取适当的治疗方法。如采用灌肠治疗小儿外感高热时，在西北严寒地区，宜用辛温解表之品，如桂枝、麻黄等；而在东南湿热之地，则辛温解表宜少用，以免过汗伤正，如有的地区，药源匮乏，则需选择用药，以他药代之，切不可死板僵化，而治之失宜。

第五节　肾脏病外治法特点及注意事项

根据近代生理学研究，肾脏的生理主要有三个方面：一是排泄机体的代谢废物；二是维持水、电解质和酸碱平衡；三是产生多种激素。因此肾脏病往往表现为排泄障碍或内分泌障碍。所以在采用外治法治疗肾脏病时一定要抓住肾脏病的特点，采取补、通、泄三种方法来治疗。补法用于患者体质较弱、肾功能衰退的患者，如用酒糟1500g，先将酒糟蒸热，趁热包在脚上，外裹纱布，每日1~3次，治疗肾炎水肿；如用吴茱萸研成细末，用陈醋少许调和，贴于涌泉穴，每日1次，来治疗慢性肾炎水肿。通法主要用于患者体质尚强，肾功能尚好的患者。如用商陆研成细末敷脐部治肾炎；

用车前子、田螺、蒜各适量熬成膏，敷脐部治急慢性肾炎等。泄法主要用于肾脏病后期，肾功能衰竭，毒物不得排出的患者。如用生大黄、牡蛎、蒲公英水煎灌肠治疗尿毒症。

此外，肾脏病是一个病种复杂、表现复杂的病，其在临床上往往表现为各种综合征，如肾炎综合征、肾病综合征、尿毒症以及尿路感染、尿道梗阻等综合性临床表现。因此，我们在治疗上不能一味地强调外治，而要同内服药等相配合采用综合治疗法，如对尿毒症患者，一方面可内服中药，另一方面可中药灌肠，还可配合输血、输液透析等。

当然肾脏病外治法也不是不要辨证，临床一定要确定其适应证，掌握其禁忌证：如温法不可用于患者体质尚强，中医辨证为热证者；通法不可用于患者体质弱，中医辨证为虚证者；泄法不可用于极其虚衰的患者等。

肾脏病使用外治法应该注意以下几点。

（1）要进行辨证论治，不能一概而论。热证不能用热疗法，寒证不能用寒疗法。

（2）妇女要注意月经期、妊娠期的治疗禁忌。

（3）使用外治法应询问患者有无过敏史，用药后出现过敏者要立即停止使用。

（4）外用温热类治法应注意避免烫伤皮肤。

（5）急危重症应送医院抢救。

（6）外治前要避免紧张、饥饿、劳累，外治后要注意休息、冲洗。

（7）使用针刺类疗法时，应注意询问患者过去有无晕针史，若有应慎用。

（8）强烈刺激性或腐蚀性的药物禁止外用。

（9）老人、小儿应用外治法要慎重。

第二章

临床应用

肾病常见症状

第一节　尿血

尿血，是指血液不循常道，下泄于尿路，出现小便中混有血液，甚或伴有血块的病证，也包括显微镜下发现红细胞的"镜下血尿"。尿色可呈鲜红色、洗肉水样、酱油色、茶褐色等。病变部位在肾、膀胱和尿道，主要病机是火热熏灼，迫血妄行，气虚不摄；病因包括：感受外邪、饮食不节、劳倦过度、久病气虚等。本病相当于西医学之各种原因引起的肉眼血尿及镜下血尿。如急慢性肾小球肾炎、尿路感染、泌尿系结石、肾结核、泌尿系肿瘤等。

1. 临床诊断

（1）尿中带鲜血，或呈酱油色、茶色、洗肉水样等，或镜下血尿。

（2）有的可结合肾穿刺活检术、内镜检查、物理及实验室检查等，以明确诊断。

2. 中医分型

（1）下焦湿热型：小便黄赤灼热，尿血鲜红，心烦口渴，面赤口疮，夜寐不安，舌红，脉数。

（2）肾虚火旺型：小便短赤带血，头晕耳鸣，神疲，颧红潮热，腰膝酸软，舌红，脉细数。

（3）脾不统血型：久病尿血，甚或兼见齿衄、肌衄，食少，体倦乏力，气短声低，面色不华，舌质淡，脉细数。

（4）肾气不固型：久病尿血，血色淡红，头晕耳鸣，精神困惫，腰脊酸痛，舌质淡，脉沉弱。

一、药物外治法

（一）中药序贯熏洗法

处方 001

黄柏 20g，苦参 15g，蛇床子 20g，败酱草 30g，忍冬藤 30g，冰片 10g；艾绒。

【用法】第一阶段：苦柏汤（黄柏 20g，苦参 15g，蛇床子 20g，败酱草 30g，忍冬藤 30g，冰片 10g）水煎熏洗阴部，每日 1 剂，连用 2 周。第 2 阶段：艾炷隔姜灸，穴位选用关元、气海、肾俞、脾俞、三阴交（双侧）、足三里（双侧），每周艾灸 3 次，每次 20 分钟，4 周为 1 个疗程，治疗 1~2 个疗程。

【适应证】尿血之下焦湿热证。

【注意事项】第一阶段熏洗阴部要注意水温，不能超过 37 摄氏度，如果熏洗过程中出现皮肤破溃则停止熏洗，防止感染。

【出处】《辽宁中医杂志》2015，（42）2：358–360.

（二）敷药法

处方 002

鲜小蓟适量、米醋适量。

【用法】将鲜小蓟洗净，捣烂如糊状，每晚敷两侧肾俞（第 2 腰椎棘突下，旁开 1.5 寸）穴，用敷料盖好，胶布固定。第二天清洗后更换，1 周为 1 个疗程。如无鲜小蓟，可用干品为末，加米醋调成糊状外敷，但效果不如鲜者为佳。

【适应证】尿血之下焦湿热证。

【注意事项】贴敷时间不易过长一般不超过 10 个小时。

【出处】王钢，陈以平，邹燕勤.《现代中医肾脏病学》人民卫生出版社.

处方 003

鸦胆子 15 粒。

【用法】将鸦胆子捣烂，外敷神阙穴。每日 1 次。

【适应证】尿血之下焦湿热证。

【注意事项】外敷后如果出现皮肤过敏则需要停用。

【出处】王钢，陈以平，邹燕勤.《现代中医肾脏病学》人民卫生出版社.

（三）中药离子导入法

处方 004

芫花 30g。

【用法】芫花水煎浓缩后浸湿纱布，敷于结石侧肾区，进行离子导入，每日 1 次，每次 20 分钟。1 周为 1 个疗程，间隔 1 周后重复上述疗法。

【适应证】尿血之下焦湿热证。

【出处】《中国中西医结合杂志》2015，（16）4：228.

（四）沐足法

处方 005

桂枝 20g，当归 20g，伸筋草 15g，毛冬青 15g，川芎 15g。

【用法】文火煎煮上药，取出药液，温度适中后浸泡足膝。每日 1 次。

【适应证】尿血之脾不统血及肾气不固证。

【注意事项】治疗期间需专人护理，控制水温、熏洗时间，要既能达到适宜的温度以助药力又能确保安全，有条件者建议使用恒温桶设定药液温度。对处方中中药成分过敏者须调整方剂，或停止该项治疗。皮肤破溃者禁用。

【出处】李顺民，郑万善，韩素萍，等.《实用肾病临床手册》中国中医药出版社.

（五）热熨法

处方 006

吴茱萸 250g，粗盐 50g。

【用法】炒热外敷腰部，每天 1 次，1 次 40 分钟。

【适应证】用于尿血之脾不统血及肾气不固证。

【注意事项】应用该法治疗后应注意腰部保暖，避免腰部受凉而加重尿血。

【出处】李顺民，郑万善，韩素萍，等.《实用肾病临床手册》中国中医药出版社.

二、非药物外治法

（一）按摩法

🥣 处方 007

足底反射区。

【操作】足部反射区选取大脑、垂体、肾、输尿管、膀胱、尿道、肾上腺、脾、生殖腺、腹股沟、胸部淋巴腺、上下身淋巴腺等反射区，重点加强膀胱、输尿管、尿道、肾、肾上腺等反射区和最敏感的淋巴腺。手法采用轻重结合、补泻兼用，日治 1~3 次，每次 50~60 分钟，治疗结束后半小时饮温开水 500ml。

【适应证】尿血之肾虚火旺证。

【出处】《双足与保健》2015，03：33.

（二）红外线疗法

🥣 处方 008

腰部肾俞、腰阳关等穴位。

【操作】选用中医诊疗设备 TDP 电磁波治疗仪照射腰部，每次 20 分钟，每日 1 次。

【适应证】尿血之肾气不固型。

【出处】王钢，陈以平，邹燕勤.《现代中医肾脏病学》人民卫生出版社.

（三）针刺法

🥣 处方 009

关元、气海、中脘、百会、足三里、三阴交、肾俞；配穴：内关、复溜、照海、阳陵泉、列缺、中极。

【操作】局部消毒，应用 28~30 号毫针无痛刺入患者的穴位，每次取穴不少于 10 个，采用平补平泻法，留针 30 分钟，休息两天继续进行下一个疗程，1 个月为 1 个疗程。

【适应证】尿血之肾虚火旺证。

【注意事项】针刺后当天不宜沐浴，防止六淫之邪入侵加重病情。

【出处】李顺民，郑万善，韩素萍，等.《实用肾病临床手册》中国中医药出版社.

（四）艾灸法

🥄 **处方 010**

取第 7 胸椎两旁各 5 寸及大敦穴。

【操作】每穴灸 1 壮；虚劳尿血灸脾俞百壮，或三焦俞、肾俞、章门百壮。

【适应证】尿血脾不统血及肾气不固证。

【注意事项】艾灸结束后应盖被保暖，以固护脾肾之气。

【出处】王钢，陈以平，邹燕勤.《现代中医肾脏病学》人民卫生出版社.

综合评按：尿血为临床常见症状之一，是多种疾病过程中出现的一组症状。尿血的治疗，要根据主要症状，明确病变发生的部位和原因，辨清虚实，掌握好轻重缓急。一般而言，病位在膀胱、尿道者，多表现为实证；病深及肾，多表现为虚证，或虚实夹杂证。中医外治尿血，熏洗、敷药、离子导入多适用于实证；穴位贴敷、灸法等多用于虚实夹杂之证或虚证。实证者一般显效快，预后好，虚证者一般疾病迁延缠绵，显效慢，需长期坚持。

第二节　尿频

尿频又称小便频数，是指小便次数增多，1 日 10 次以上而言。多因肾气不固，或肺脾气虚，或肝郁气滞，引起水液排泄失常。可见于神经性尿频、尿崩症等。

1. 临床诊断

（1）具有典型的症状：如尿频、尿急、尿痛、排尿不适、排尿困难及尿潴留等。

（2）排除尿路感染：尿常规多正常，清洁中段尿培养阴性或多次清洁中段尿培养菌落计数＜10万/ml；排除结核菌、厌氧菌及真菌等特殊尿路感染。

（3）排除器质性病变：如膀胱结石、异物、尿道憩室、息肉及膀胱尿道神经病变、老年性尿道炎、神经源性疾病、糖尿病所致的膀胱功能障碍等。

（4）正规的抗生素疗程治疗效果不明显。

2. 中医分型

（1）肾气亏虚证：尿频或夜尿频数，尿后有余沥或失禁，腰背酸痛，胫酸膝软或足跟痛，下腹部或尿道下坠感，耳鸣或耳聋，发脱或齿摇，头晕目眩，舌淡，或边有齿印，苔白，脉沉细弱。

（2）心肾阴虚证：尿频或尿急，排尿不适，时有心烦，失眠多梦，腰酸困不适，下腹部坠胀，五心烦热，舌质红，苔少，脉细或细数。

（3）中气下陷证：尿频、尿急，劳累则发，下腹部或尿道下坠感，或直肠坠胀感，纳少，便溏，声低气怯，四肢欠温，神疲乏力，舌淡红，边有齿印，苔薄白，脉细弱。

（4）肝气郁结证：尿频、尿急，常与精神紧张、站立过久有关，腰骶部沉重隐痛，烦躁易怒，情志抑郁，胁肋胀痛，善太息，下腹部不适，乳房作胀，舌淡红，脉细弦。

（5）下焦湿热证：尿频、尿急、尿痛，溲赤灼热，口渴，便秘，舌质红，苔黄，脉弦数。

一、药物外治法

（一）发疱灸法

🥣 处方011

木香、淫羊藿、补骨脂、黄芪、辣椒。

【用法】药物加工后贴敷于穴位或患部，使局部皮肤充血、发疱。隔日 1 次，每次 4 小时，共 30 天。

【适应证】尿频肾气亏虚证者。

【注意事项】发疱后应用碘伏消毒，防止感染。

【出处】《中医药导报》2019，20：129-131.

（二）穴位贴敷法

处方 012

丁香、肉桂各等量。

【用法】焙干上药，共研细末，过筛；黄酒或水调成膏，纱布包裹敷神阙穴，外用胶布固定。每日 1 次，5 日为 1 个疗程。

【适应证】尿频中气下陷证者。

【注意事项】若寒甚，丁香、肉桂比例改为 1：3。

【出处】张建德.《中医外治法集要》陕西科学技术出版社.

处方 013

五倍子 1 份，五味子 1 份，吴茱萸 1 份，金樱子 2 份。

【用法】上药共研细末，贮瓶备用。每次取适量，用生姜汁和清醋调成稠糊状贴敷于肾俞、膀胱俞、关元、命门穴、涌泉上，每次贴敷 4~6 小时，每日 1 次，连续贴敷 1 个月为 1 个疗程。

【适应证】尿频中气下陷证。

【注意事项】皮肤感染及过敏及糖尿病患者禁用。

【出处】《内蒙古中医药》2005，S1：26.

（三）坐浴法

处方 014

黄柏 30g，黄连 30g，苦参 30g，五倍子 20g，菟丝子 20g，苍术 30g，赤芍，白芍各 20g。

【用法】将上药加清水 1000ml，煎沸去渣后药液倒入盆中，趁热熏蒸外阴，待温时再坐浴 15~30 分钟，每日 1 次，7 天为 1 个疗程。

【适应证】尿频下焦湿热证。

【注意事项】孕妇及肛周感染者禁用。治疗期间需专人护理，控制水温、熏洗时间，要既能达到适宜的温度以助药力又能确保安全，有条件者建议使用恒温桶设定药液温度。对处方中中药成分过敏者须调整方剂，或停止该项治疗。皮肤破溃者禁用。

【出处】王钢，陈以平，邹燕勤.《现代中医肾脏病学》人民卫生出版社.

（四）穴位注射法

处方 015

甲钴胺注射液。

【用法】取气海、关元穴，交替选穴。采用 5ml 注射器 0.6 号针头抽取甲钴胺注射液 0.5mg，准确定位后，常规消毒皮肤，用拇指与食指分别向两边皮肤撑开绷紧，快速刺入穴位，提插得气后，回抽无血液，即可将药物注入，每穴 0.5mg。隔日治疗 1 次，10 次为 1 个疗程。

【适应证】中风后出现的尿频。

【注意事项】有出血及皮肤感染者。

【出处】《上海针灸杂志》2010，11：724.

处方 016

当归注射液。

【用法】取单侧肾俞穴，每穴注入 5% 当归注射液 0.3~0.5mg，快速刺入穴位，提插得气后，回抽无血液，即可将药物注入，每日 1 次，10 次为 1 个疗程。

【适应证】夜间尿频肾气亏虚证者。

【注意事项】应用过程中如果出现尿痛明显时停止治疗。

【出处】《中国民间疗法》2007，03：15.

二、非药物外治法

（一）隔姜灸法

处方 017

主穴关元，配以中极、肾俞、太溪。

【操作】患者取仰卧位暴露下腹部，神阙穴与中极穴连线上用 75% 乙醇常规消毒，用蘸有姜汁的棉球在其连线上涂姜汁，将提前准备好的姜泥置于穴位上，使姜泥呈下宽上窄的长条梯状（宽约 5cm、厚约 3cm），并在姜泥上按出一凹槽，将梭状艾炷置于凹槽中，点燃艾炷的头、中、尾部进行施灸，连续施灸 3 壮约 1 小时。施灸完毕后，取下姜泥和桑皮纸，用温和湿毛巾将姜泥残渣和药粉擦拭干净。每周三、六各治疗 1 次，共治疗 6 周。

【适应证】尿频中气下陷证者。

【注意事项】灸后皮肤如有起疱，可用针灸针刺破水疱放出渗液，外敷无菌纱布。

【出处】《中国针灸》2006，26（9）：621–624.

（二）蜡疗法

处方 018

肾区皮肤。

【操作】涂 1mm 厚左右的石蜡，再在其上放置相应的蜡块，每次 30~40 分钟。

【适应证】尿频肾气亏虚证者。

【注意事项】有过敏或皮肤感染者禁用。

【出处】周汝翔.《实用疗养学》辽宁人民出版社.

（三）针刺法

处方 019

主穴：百会、列缺（双）、三阴交（双）、次髎。肾气亏虚者，补气海、肾俞；兼肾阳虚者，针命门，雀啄温灸关元；肝郁者泻太冲；湿热下注者泻阴陵泉。

【操作】采用仰卧位常规针刺百会、列缺（双）、三阴交（双）留针20 分钟，俯卧位取次髎（双），2 寸或 2.5 寸毫针向下斜刺入第二骶后孔中 1.5~2 寸，要求有触电样感，放射至前阴再留针 15 分钟。隔日针治 1 次，5 次为 1 个疗程，疗程间隔休息 3 天，继续下一个疗程。

【适应证】尿频肝气郁结及下焦湿热证者。

【注意事项】治疗当中若出现尿血则停止治疗。

【出处】《湖南中医杂志》2016，01：71-73.

（四）耳穴压豆法

处方 020

主穴耳穴。取膀胱、尿道、肾、枕、脑点、神门。有外阴过敏者加过敏区；失眠、多梦者可加皮质下、心、口、神衰点；心烦、易怒者可加心、肝、胆、内分泌；尿道功能障碍者加肝、三焦；面色萎黄、纳呆者加脾、胃；气阴两虚者加脾、肾、肝、肾上腺。

【操作】将嵌入王不留行籽的胶布贴在选定的穴位敏感点上，并嘱患者每天按压 5~6 次，每次按压 2~3 分钟，以耳廓发热或敏感点出现轻微疼痛为度。每隔 3 天贴 1 次，5 次为 1 个疗程，持续 3 个疗程。

【适应证】尿频心肾阴虚证者。

【出处】李顺民，郑万善，韩素萍，等.《实用肾病临床手册》中国中医药出版社.

综合评按： 尿频为尿次增多，但无尿急、无小便淋沥刺痛。肾为先天之本，主水，主封藏，司开阖气化，膀胱为津液之府，依赖肾阳温阳气化，具有藏尿和排尿的功能；肝主疏泄，调畅气机，能促进血液运行和水液输布。脾主中气，有运化水湿而制水的功用。肺主一身之气，有通调水道，下输膀胱的功能。单纯尿频，功能性病变居多，隔药灸、敷脐、耳压、穴注、贴敷诸法，虽然方法各异，但都是使用药物作用于某些穴位，通过经络调节全身，恢复机体的平衡，从而使小便次数减少。其中隔药灸法疗效最佳，根据病机特点，选膀胱经肝、脾、肾俞穴，并配伍水道、足三里、三阴交。肾俞补肾培元。三阴交是足三阴经交会穴，有调肝补肾健脾的作用；水道治疗小便不利，水液输布排泄失常。配合足三里可益气助阳，促进康复。肾阳虚者，应重点灸脾俞、肾俞、足三里、水道，以增收涩固脱之力。中药外治方法具有疗效显著，使用方便，价格低廉，无副作用等优点。尿频，常兼见尿急、尿痛，或小便困难，滴沥而出，可参照淋证、癃闭证治，非本文讨论范围。尿频，严重者可发生遗尿，甚至尿失禁，只是程度有别，治法可以相互通用。

第三节　少尿或无尿

少尿或无尿（癃闭）是指小便点滴难出，甚则闭塞不通为主症的一种疾患，属于中医癃闭的范畴。病变部位在膀胱和尿道，主要病机是三焦气化不利。三焦之气化，靠肺、脾、肾三脏来维持，若肺失肃降，脾失转输，肾失温煦均可引起癃闭。癃闭之名，首见于《内经》，该书对癃闭的病位、病机作了概要的论述，如《素问·宣明五气篇》谓："膀胱不利为癃，不约为遗溺"；《素问·标本病传论篇》谓："膀胱病，小便闭"；《灵枢·本输》云："三焦者……实则闭癃，虚则遗溺，遗溺则补之，闭癃则泻之"。少尿或无尿症常出现于神经性尿闭、膀胱括约肌痉挛、尿路结石、尿路肿瘤、尿路损伤、尿道狭窄、老年人前列腺增生症、脊髓炎等病中。

1. 临床诊断

（1）以排尿困难，全日总尿量明显减少，点滴而出，或小便闭塞不通，点滴全无为临床特征。

（2）多见于老年男性，或产后妇女，手术后患者。常有淋证、水肿病病史。

（3）凡小腹胀满，小便欲解不出，触叩小腹部膀胱区明显胀满者，是为尿潴留，若全日小便总量明显减少或不通，无尿意，无小腹胀满，触叩小腹部膀胱区亦无明显充盈征象的，则多属肾功能衰竭。

（4）适当选择肛门指诊、B 超、腹部 X 线摄片、膀胱镜、肾功能检查，以明确是肾、膀胱、尿道还是前列腺等疾病引起的癃闭。

2. 中医分型

（1）湿热蕴积型：小便点滴不通，或尿道灼热点滴不爽，小腹胀满，口苦口黏，或口渴而不欲饮，尿色黄赤，舌红，苔黄腻，脉滑数。

（2）肺热壅塞型：小便不畅，或点滴不通，咽干，频渴，气促胸闷，或有咳嗽，舌红，苔薄黄，脉数。

（3）肝气郁滞型：小便不通或通而不畅，情志抑郁，多烦善怒，胁腹胀满，苔薄或薄黄，脉弦。

（4）中气下陷型：时欲小便，欲解不得出，或量少而不畅利，精神疲惫，食欲不振，气短声低，或脱肛下坠。舌质淡胖，苔薄白，脉细弱。

（5）肾阳虚损型：小便不通或点滴不畅，排出无力，面色㿠白，畏寒肢冷，水肿，舌淡，苔白，脉沉迟无力。

（6）尿路阻塞型：小便点滴而下，或尿如细线，甚则阻塞不通，少腹拘急，窘迫难忍，舌质紫暗或有瘀斑，脉涩。

一、药物外治法

（一）隔药灸法

处方 021

皂角粉 12g，葱白 3 个。

【操作】将上药共捣碎，把蚕豆大艾炷放到药物上，尖朝上，点燃，使火力由小到大，缓缓深燃，待皮肤有灼热感时即换一炷，直到温热入腹内。一般灸 50~60 分钟 / 次。

【适应证】产后尿潴留中气下陷型。

【注意事项】治疗中若出现皮肤水疱，则用碘伏消毒，防止感染。

【出处】《中医临床研究》2015，13：44-45.

（二）敷脐法

处方 022

独头蒜 1 个，栀子 3 枚，食盐少许。

【用法】将上药共捣烂，摊于纸或纱布上，贴敷脐上，每日或隔日 1 换。

【适应证】湿热蕴积所致的少尿或无尿。

【出处】王永炎，严世芸.《实用中医内科学》上海科学技术出版社.

处方 023

白矾、食盐各 7.5g。

【用法】上药共研匀，以纸圈围脐填药在内，滴冷水药上。

【适应证】前列腺增生导致的少尿或无尿。

【出处】蔡陆仙.《中国医药汇海》中华书局.

（三）穴位贴敷法

处方 024

木通、白茅根、车前子、牛膝、白术等量。

【用法】上药研成细末，添加红花油制成膏体。治疗时将药膏 5 克置专用贴敷胶布中心部位，内径约 1~1.5cm，贴敷于中极、关元、三阴交、阴陵泉、肾俞，每次贴敷 4~6 小时，2 天治疗 1 次，治疗 2 周为 1 个疗程。

【适应证】中风导致的少尿或无尿。

【出处】《亚太传统医药》2016，15：132-133.

处方 025

葱白（连根）、车前草干品。

【用法】按 2：1 的比例，共捣碎，加蜂蜜调和成糊状后，装瓶备用，用时取特制的对口双 C 型（单个直径 2.0cm）穴位贴，再取适量本品，以填满该穴位贴为准，贴于关元穴、中极穴，使贴的中轴线对人体的中轴线，再以热水袋热敷，敷 2 次／天，每次 20~30 分钟，1 日 1 贴，以 5 天为 1 个疗程，疗程间休息 2 天。

【适应证】尿路阻塞型少尿或无尿。

【注意事项】在应用热水袋热敷时防止温度过高，避免烫伤。

【出处】李顺民，郑万善，韩素萍，等.《实用肾病临床手册》中国中医药出版社.

（四）中药灌肠疗法

🥣 处方 026

败酱草、蒲公英各 50g，土茯苓、车前草、红藤、黄柏、延胡索各 30g。

【用法】采用水煎方式将药物熬制成 400ml 药液，之后分为两袋，每袋 200ml。令患者将大便排尽，使用温水为其清洗肛周部位并涂抹适量润滑油。取膝胸位，若患者不耐受或年龄较大可取左侧位，并在其臀下位置垫上棉垫，并将臀部向上抬高 10cm。将之前备用的 200ml 中药药液加热至温热状态，约 37℃，后倒入空液体瓶内。将去掉头皮针的输液器，插入 14 号导尿管。在患者臀部下方垫好治疗巾、橡胶单，并将输液管中的空气排出，将输液器关闭。将导尿管前端润滑，缓慢插入患者肛门，观察患者耐受情况。导尿管插入深度控制在 25cm 左右，将输液器开关打开，滴速调整为 200 滴 / 分。灌肠结束后关闭输液器，将导尿管缓慢拔出。

【适应证】主治前列腺炎、前列腺增生引起的湿热蕴积型尿潴留。

【注意事项】灌肠结束后患者保持左侧卧位 15 分钟，之后可改为仰卧，但仍需将臀部抬高 10cm，持续 0.5~1 小时。

【出处】《新疆中医药》2012，02：100–101.

（五）坐浴法

🥣 处方 027

皂角 90g，葱头 90g，王不留行 90g。

【用法】上药加水，煎汤 1 盆，待水温 40℃，令患者坐浴盆中。"熏洗小腹下体，久之，热气内达，壅滞自开，便即通矣"。可每次坐浴 30~40 分钟，药液冷后可加热再浴。

【适应证】膀胱肌麻痹所致的尿潴留。

【注意事项】孕妇禁用。

【出处】《景岳全书》。

（六）敷药法

处方 028

党参 30g，当归 15g，川芎 9g，柴胡 9g，升麻 9g。

【用法】上药共为细末，加水炼膏，用黄丹收膏。将膏贴肛门，便前取下，每日 1 次。

【适应证】中气下陷所致的少尿或无尿。

【注意事项】肛裂及肛周脓肿禁用。

【出处】李超.《中医外治法类编》湖北科学技术出版社.

（七）吹鼻法

处方 029

党参 30g，当归 15g，川芎 9g，柴胡 9g，升麻 9g。

【用法】上药共研细末，每次取 0.3~0.6g，吹鼻塞取嚏。

【适应证】中气下陷所致的少尿或无尿。

【注意事项】过敏性鼻炎者禁用。

【出处】张建德.《中医外治法集要》陕西科学技术出版社.

（八）熏洗法

处方 030

桃枝、柳枝、木通、花椒、明矾各 30g，葱白、灯心草各 1 把。

【用法】上药加水 5000ml，煎汤。围被，趁热熏洗腹部，冷后再热，每日 2~3 次，每次 40~60 分钟。

【适应证】主治尿路阻塞所致的尿闭。

【注意事项】治疗结束后注意腹部保暖。

【出处】《理瀹骈文》。

（九）熨法

处方 031

葱白 500g，麝香末少许。

【用法】将葱白捣碎，入麝香末少许，拌匀。分作 2 包，先置脐上 1 包，用热水袋热熨约 15 分钟，再换 1 包，以冰水熨 15 分钟，冷热交替使用，一直到小便通畅为度。

【适应证】各种证型的少尿或无尿。

【注意事项】麝香有滑胎的副作用，孕妇禁用。

【出处】王永炎，严世芸.《实用中医内科学》上海科学技术出版社.

（十）穴位注射法

处方 032

生理盐水 1ml。

【用法】患者取平卧位，暴露小腿下 1/3 处，在足内踝下 1 寸的凹陷处找到照海穴，指切定位，常规消毒皮肤，抽取无菌生理盐水 2ml，快速直刺 3~5 分，提插得气，抽无回血，即注入生理盐水 1ml，拔针后同法在对侧照海穴注射生理盐水 1ml，30 分钟左右，协助患者排尿。

【适应证】术后尿潴留者。

【注意事项】出血倾向者禁用。

【出处】《现代中西医结合杂志》2004，04：508.

（十一）中药离子导入法

处方 033

虎杖 30g，苏木 20g，红花 20g。

【用法】以上诸药，水煎两次取汁 300ml，备用。在面积为 12cm×6cm、厚 1cm 的纯棉布衬垫上放置浸透陈醋 + 中药的滤布，置于患者双肾区，采用中药热透治疗仪对患者的双侧肾区部位进行中药离子导入，持续 30 分钟，1 次 / 天，14 天为 1 个疗程。

【适应证】尿路阻塞型少尿或无尿。

【出处】高希言，宋宇红.《中医外治法大全》天津科技翻译出版社.

二、非药物外治法

（一）艾灸法

处方 034

关元穴。

【操作】患者仰卧位，取关元穴，按雀啄灸法操作，每次 5~10 分钟，每日 2 次。

【适应证】脾肾阳虚所致的少尿或无尿。

【注意事项】治疗结束后注意腹部保暖。

【出处】《湖南中医杂志》2016，03：48-49.

（二）耳穴压豆法

处方 035

耳穴的泌尿区。

【操作】在耳穴的泌尿区（肾、膀胱点），找出最明显的压痛点，以王不留行籽外贴，强刺激，两耳交替进行，每个压痛点捻转压迫 5 分钟。

【适应证】各证型少尿或无尿。

【出处】《中国民间疗法》2005，6（1）：58.

（三）针刺加按摩法

处方 036

关元、神阙、气海、足三里、三阴交。

【操作】局部消毒，应用 28~30 号毫针无痛刺入患者的穴位，针气海得气后使针感向阴部方向放射；针足三里得气后使针感向足二趾放射；针三阴交得气后使针感向上放射，静留针 30 分钟。先点揉关元、气海、三阴交、足三里、然后轻揉脐下少腹部，方向自上而下，约 10 分钟。以上针灸推拿每日 1 次，7 次为 1 个疗程。

【适应证】各种证型少尿或无尿。

【注意事项】先点揉穴位后再进行针刺。

【**出处**】《浙江中医杂志》2009，11：853.

综合评按： 少尿或无尿为临床常见症状之一，是多种疾病过程中出现的一组症状。其治疗，要根据主要症状，明确病变发生的部位和原因，辨清虚实，掌握好轻重缓急。本节收录的外治法中，取嚏有提壶揭盖之妙用，为历代医家所重视，可以起到开肺气，举中气，提下焦之气的作用。中药灌肠治疗急、慢性肾功能不全疗效肯定。蒸气、熏洗、熨、坐药、坐浴、局部注射等疗法，多适用于实证或虚实夹杂证。灸法、敷法、电磁疗法多用于虚证。临证时，可一法独用，亦可数法合用，变通应用，不必拘泥。如上述方法仍无效，而膀胱膨隆，小腹叩浊，则又要及时导尿，防生变端，如尿毒内攻，出现厥脱之变，当中西医结合，积极救治。

第四节 腰痛

腰痛是指腰部的一侧或两侧的局部疼痛，由腰痛而引及小腹、股胯、尾部及他部，亦属腰痛范畴，涉及西医学的肾炎、肾盂肾炎、肾结石、肾结核、肾下垂、肾积水等。

1. 临床诊断

（1）主诉腰部疼痛，重者腰部活动受限。

（2）寒冷、潮湿季节多发，常有劳累、纵欲、坐卧湿冷之地、涉水、淋雨史，或有腰部突然闪挫扭伤史。

（3）实证起病急骤，虚证常呈慢性反复发作。

2. 中医分型

（1）寒湿型：腰部冷痛重着，拘急，静卧痛不减，阴雨天加重，得温熨减轻，或见恶寒发热。舌苔白腻，脉沉而迟缓。

（2）湿热型：腰部疼痛，痛处伴热感，梅雨季节或暑天腰痛加重，或肢节红肿，烦热口渴，小便短赤，舌苔黄腻，脉濡数。

（3）肾虚型：腰痛以酸软为主，喜按喜揉，腿膝无力，遇劳更甚，卧则减轻，常反复发作。偏阳虚者则少腹拘急，面色㿠白，手足不温，舌淡，脉沉细；偏阴虚者则心烦少眠，口燥咽干，面色潮红，手足心热，舌红少苔或无苔，脉弦细数。

（4）气滞型：腰痛或胁腹胀满，似有气走注，忽聚忽散，不能久立行走，多与情志不舒有关，舌质偏红，苔薄，脉弦细或沉弦。

（5）瘀血型：腰痛如刺，痛有定处，轻则俯仰不便，重则因痛剧而不能转侧，痛处拒按，舌质紫暗，或有瘀斑，脉弦。

一、药物外治法

（一）涂擦法

处方 037

参三七 70g，三棱 70g，红花 120g，生川草乌各 50g，归尾 70g，樟脑 120g，五加皮 50g，木瓜 50g，六轴子 20g，牛膝 50g。

【用法】上药浸于 70% 乙醇 6000ml 中备用。使用时将上药液涂擦患处，日 2~3 次。

【适应证】寒湿型腰痛。

【注意事项】川乌、草乌有毒性，避免内服，若出现口唇麻木、恶心情况，停止使用。

【出处】《内蒙古中医药》2017，02：108.

（二）药物灸法

处方 038

荆芥、防风、乳香、没药、白胡椒各 60g，艾绒 500g。

【用法】将上药研末拌匀，分为 20 份为一料，分别置于直径约 3cm 的铁桶内捣实，以备应用。制一有手柄的灸具，高 3cm 的双层铁片套圈，外圈直径 8cm，内圈 7.5cm，双圈底部夹持一层牛皮纸，然后将生姜泥、面粉、上等食醋适量调至糊状，均匀摊于纸上，约 0.2cm 厚，然后放 1 份药炷点燃，置患处上方，灸至焮红，微汗，能忍受为度。手持灸具之柄随温度的高低调节与患处距离，每晚睡前 1 次，每次 40~50 分钟；连续 20 次为 1 个疗程，未愈，间歇 10 日进行下一个疗程。

【适应证】风湿性腰痛。

【注意事项】灸法结束后应避风寒，注意保暖。

【出处】《中国全科医学》2017，04：497–500，506.

（三）穴位注射法

处方 039

注射用水。

【用法】以注射用水于腰痛处压痛点作皮内注射，每次注射 0.5~1ml，以局部皮肤呈橘皮样改变，皮丘直径 1.5~2cm 为宜。少数压痛点不明显者，可在疼痛部位相对应的体表取穴注射。

【适应证】肾绞痛引起的腰痛。

【注意事项】治疗后应嘱患者大量喝水，适当活动。

【出处】《中国针灸》2007，02：115–116.

（四）贴敷法

处方 040

生姜自然汁 150ml，黄明胶 90g，乳香末 6g，没药末 6g，川椒末 12g。

【用法】将前 2 味药，入锅加热熔化，再放入乳香、没药，熬二三沸取下，放在沸汤上炖，以柳条不停地搅动。成膏后放入川椒末再搅匀，离汤取下锅，待温时，以牛皮纸摊贴肾俞、脾俞、腰眼，以醋炒麸皮，布包放膏药上熨之。5~7 日取下，以穴起小疱为度。

【适应证】各型腰痛。

【出处】王肖岩.《穴位贴药疗法》湖南科学技术出版社.

（五）熨法

处方 041

乳香末 6g，没药末 6g，杜仲 30g，延胡索 15g，川椒末 12g。

【用法】使用前备好烫熨用专用布袋，取适量药渣将之装入袋内，将袋口扎紧，并沥干药物中的药液，以不滴药液为佳；然后将之放入专用容器，置微波炉内加热，采用"高火"档，加热时间冬天为 15 分钟左右，夏天为 10 分钟左右，然后取出熨烫腰部最痛处及其周围区域，注意开始烫熨时不要烫伤患者皮肤，对于糖尿病患者尤其应该注意。当患者觉得烫疗包无温热舒适感时，取下烫疗包，更换另一已经加热好的药包，用 2 个药包即可，共需时间大约 30 分钟，每天治疗 1 次。

【适应证】各型腰痛。

【出处】《医学理论与实践》2015，28（12）：1613–1614.

二、非药物外治法

（一）瘢痕灸法

处方 042

压痛点。

【操作】艾炷如半个枣核大，于局部压痛点施灸，以灸至患处变成橙黄色或起泡为度。每次施灸 3~4 壮。

【适应证】肾虚型腰痛。

【注意事项】有皮肤破损及化脓者禁用。

【出处】田从豁，臧俊岐.《中国灸法集粹》辽宁科学技术出版社.

（二）针刺法

处方 043

取靳三针中腰三针组穴：肾俞、大肠俞、委中，均为双侧。

【操作】取俯卧位，采用 30 号 1.5 寸一次性针灸管针快速进针，得气后施以提插捻转补泻法，中等刺激，每隔 10 分钟行针 1 次，共留针 30 分钟。

【适应证】各种腰痛。

【出处】《云南中医中药杂志》2011，12：54.

（三）中频脉冲电疗法

处方 044

双侧肾俞穴。

【操作】中频电（100~150Hz）治疗，40分钟/次，1次/天，分2次完成，操作时患者坐位下于双侧肾区放置1对正负极贴片，进行电刺激，每次20分钟，每日1次。

【适应证】各种腰痛。

【出处】《临床医药文献电子杂志》2019，88：15.

（四）穴位埋线法

处方045

侧腰1~腰5夹脊穴。

【操作】常规消毒后，在严格无菌操作条件下，将一节1cm长的羊肠线注入针内，刺入穴位，行补泻手法后，边出针边推针芯，将羊肠线埋入穴位内，术后用创可贴固定。

【适应证】各种腰痛。

【注意事项】4天内严禁洗澡，防止感染。

【出处】《山西中医》2015，02：34–35.

（五）腹针法

处方046

取引气归元的穴位（中脘、下脘、气海、关元），调脾气的穴位（双大横），阿是穴；配穴：辨位取穴。

【操作】常规消毒后，患者仰卧，引气归元四穴针刺地部（根据患者体型深刺），其余针刺人部（根据患者体型浅刺），进针后先留针5分钟，然后施以轻捻转手法，以患者有轻度针感为宜。

【适应证】各种腰痛。

【出处】《河南中医》2008，11：80.

综合评按：腰痛一病，古代文献早有论述，《素问·脉要精微论篇》指出："腰者，肾之府，转摇不能，肾将惫矣。"说明了肾虚腰痛的特点。《素问·刺腰痛》认为腰痛主要属于足六经之病，并分别阐述了足三阳、足三阴及奇经八脉经络病变时发生腰痛的特征和相应的针灸治疗。腰为肾之府，乃肾之精气所溉之域。肾与膀胱相表里，足太阳经过之。此外，任、督、冲、带诸脉，亦布其间，故内伤则不外肾虚。腰痛一病，外感内伤均可发生，病机为风寒湿热、气滞血瘀壅滞于经络，或肾精亏损、筋脉失养所致。因腰为肾府，但以肾虚为本，风寒湿热、气滞血瘀为标，虚者补肾壮腰为治，实者祛邪活络为法，临证分清标本缓急，分别选用散寒、除湿、清热、理气、化瘀、益精、补肾等法，若虚实夹杂，又当攻中兼补，或补中兼攻，权衡施治。本节收录的外治法中，膏贴、针灸、按摩法可收到较好的效果。对于由肾炎、肾盂肾炎、肾结石引起的腰痛，则按照本册相应的病种选择外治法。为提高临床疗效，应配合其他中西药物疗法，以治本为主，不宜单纯应用外治疗法。

第五节　尿路刺激征

尿路刺激征属于中医学淋证的范畴，以小便频急，滴沥不尽，尿道涩痛，小腹拘急，痛引腰腹为基本特征。其起病或急或缓，其病程或长或短，长者久淋不已，时作时止，遇劳即发。小便频急者每日小便可达数十次，而每次尿量较少，或伴有发热，小便热赤；或小便排出砂石，排尿时尿流中断，腰腹绞痛难忍；或尿中带血或夹有血块；或小便浑浊如米泔或滑腻如脂膏，种种不一。病久或反复发作后，常伴有低热、腰痛、小腹坠胀、疲劳等症。

1. 临床诊断

（1）具有淋证的小便频急、滴沥不尽、尿道涩痛、小腹拘急、痛引腰腹等基本临床特征。尚可有各种淋证各自的特征。

（2）病久或反复发作后，常伴有低热、腰痛、小腹坠胀、疲劳等症。

（3）多见于已婚女性，每因劳累过度、情志变化、感受外邪而诱发。

（4）结合有关检查，如尿常规、尿细菌培养、X 线腹部摄片、肾盂造影、双肾及膀胱 B 超、膀胱镜等，可明确诊断。

2. 中医分型

（1）**热淋：** 小便频数短涩，灼热刺痛，溺色黄赤，少腹拘急胀痛，或有寒热、口苦、呕恶，或有腰痛拒按，或有大便秘结，苔黄腻，脉滑数。

（2）血淋：小便热涩刺痛，尿色深红，或夹有血块，疼痛满急加剧，或见心烦，舌尖红，苔黄，脉滑数。

（3）气淋：郁怒之后，小便涩滞，淋沥不宣，少腹胀满疼痛，苔薄白，脉弦。

（4）石淋：尿中夹砂石，排尿涩痛，或排尿时突然中断，尿道窘迫疼痛，少腹拘急，往往突发一侧腰腹绞痛难忍，甚则牵及外阴，尿中带血，舌红，苔薄黄，脉弦或带数。

（5）膏淋：小便混浊乳白或如米泔水，上有浮油，置之沉淀，或伴有絮状凝块物，或混有血液、血块。尿道热涩疼痛，尿时阻塞不畅。口干，苔黄腻，舌质红，脉濡数。

一、药物外治法

（一）敷药法

处方 047

地龙 1 条，蜗牛 1 个。

【用法】上药共捣烂，用温水洗净脐部皮肤，将药敷脐，每日换 1 次，10 次为 1 个疗程。

【适应证】膏淋、血淋。

【注意事项】皮肤破损及过敏者慎用。

【出处】韩家驹.《中医外治方药手册》陕西科学技术出版社.

处方 048

虎杖根 100g，乳香 15g，琥珀 10g，麝香 1g。

【用法】鲜虎杖根和诸药混合，捣融如膏（如无鲜虎杖根，可取干的粉碎为末，过筛，用葱白和诸药捣融如膏用）。选神阙、膀胱俞、肾俞穴。用时，取药膏如枣大一块，放于胶布中间，贴敷穴位，1 穴 1 张，每日换药 1 次。

【适应证】石淋、血淋。

【注意事项】麝香有滑胎副作用，故孕妇禁用。

【出处】王肖岩.《穴位贴药疗法》湖南科学技术出版社.

（二）中药离子导入法

处方 049

中药提取液（金钱草、石韦、海金沙）。

【用法】患者取侧卧位，微屈双膝，于督脉上选准腰俞、腰阳关、命门，常规皮肤消毒。用 26~28 号 2 寸长毫针刺入穴位，行针得气后留针。将"直流电药物导入治疗机"的辅助电极夹子夹在针柄上。把药液均匀地洒在药物衬垫上，使药垫充分湿润。展平药垫，置于结石部位上方的皮肤上，在药垫上面置以生理盐水的衬垫及治疗机主电极板，并将主电极板固定。接通电源，由小到大逐渐加大电流强度，持续 30~50 分钟。每日施治 1 次，15 次为 1 个疗程，疗程间隔 3~5 天。

【适应证】石淋。

【注意事项】嘱患者操作结束后大量饮水，进行 10 分钟跳跃动作。

【出处】张建德.《中医外治法集要》陕西科学技术出版社.

（三）中药序贯熏洗法

处方 050

黄柏 20g，苦参 15g，蛇床子 20g，败酱草 30g，忍冬藤 30g，冰片 10g，艾绒适量。

【用法】第 1 阶段：苦柏汤（黄柏 20g，苦参 15g，蛇床子 20g，败酱草 30g，忍冬藤 30g，冰片 10g）水煎熏洗阴部，每日 1 剂，连用 2 周。第 2 阶段：艾炷隔姜灸，穴位选用关元、气海、肾俞、脾俞、三阴交（双侧）、足三里（双侧）、每周艾灸 3 次，每次 20 分钟，4 周为 1 个疗程，治疗 1~2 个疗程。

【适应证】血淋。

【注意事项】孕妇及哺乳期妇女、皮肤溃烂者、过敏者禁用。

【出处】《辽宁中医杂志》2015，（42）2358-2360.

（四）中药熏蒸法

处方 051

白豆蔻 30g，砂仁 30g，胡椒 30g，川椒 30g。

【用法】将上药为末，装入小布袋内，以好烧酒熬热，装入瓶中，对着尿道熏蒸，每日 1 次。

【适应证】劳淋。

【注意事项】熏蒸结束后注意保暖，同时让患者饮用 500 毫升温开水。

【出处】《理瀹骈文》。

（五）熏洗法

处方 052

瓦松 60 克。

【用法】将瓦松加水上锅煎煮，取药液 1000ml，入盆，熏洗少腹及阴器。每日 1 次。

【适应证】热淋。

【注意事项】熏洗结束后应大量饮水，多排尿，使"邪"有出路。

【出处】李超.《中医外治法简编》湖北人民出版社.

（六）穴位注射法

处方 053

10% 葡萄糖液。

【用法】取主穴：肾俞、关元、阴陵泉，根据肌肉丰满情况，每次注入 1ml，隔日 1 次，30 次为 1 个疗程。随症配穴：少腹疼痛牵引睾丸及大腿内侧作痛时加复溜；绞痛发作，腰胁相引，剧痛翻转时加阳陵泉、针刺环跳；阴茎痛，尿血，脐下痛不可止时加三阴交；小腹胀满，尿束中断，结石在膀胱者加中极。

【适应证】石淋。

【注意事项】操作结束后嘱患者大量饮水，并进行适当运动，促进结石排出。

【出处】李超.《中医外治法简编》湖北人民出版社.

二、非药物外治法

（一）艾灸法

处方 054

取主穴：膀胱俞、阴陵泉、三焦俞、行间、太溪。加减配穴：发热者加合谷、外关；石淋加委阳；血淋加血海、三阴交，气淋加太冲；膏淋加气海。

【操作】每日施灸 1~2 次，每穴 3~5 壮，亦可用艾灸悬灸，每穴每次5~10 分钟。

【适应证】淋证。

【出处】朱坤福，祝蕾，杨海珍.《中国灸疗学》中国古籍出版社.

（二）耳穴压豆法

处方 055

取肾、输尿管、三焦、膀胱、尿道、内分泌、外生殖器点。

【操作】于穴点处放置王不留行籽，每穴点 1 粒，胶布固定，每日压迫5 次（每次按压处微痛为度），每次 3 分钟，3 日换药 1 次。

【适应证】石淋。

【注意事项】嘱患者在耳压前 20 分钟，饮水 250~500ml，并适当增加活动量。

【出处】《中医外治杂志》2012，02：62-63.

（三）磁振按摩法

处方 056

双肾区。

【操作】按磁振按摩法操作，每日治疗 30 分钟。

【适应证】劳淋。

【注意事项】孕妇禁用。

【出处】陈植，周万松，胡梅村.《磁疗法》人民卫生出版社.

（四）针刺法

处方 057

双侧支沟、委阳、昆仑、委中、阳谷、下巨虚、太冲、行间、内关、双侧三阴交、阴陵泉、尺泽、太溪、复溜穴。

【操作】用26~28号2寸长毫针刺入穴位，取双侧支沟、委阳、昆仑、委中、阳谷、下巨虚、太冲、行间、内关穴，行泻法；取双侧三阴交、阴陵泉、尺泽、太溪、复溜穴，行补法。

【适应证】血淋。

【出处】《上海针灸杂志》2008，09：20.

综合评按： 中药外治法治疗尿路刺激征，临证时，多与内服药配合应用为主。本节收录的外治法中，耳穴压豆法治疗泌尿系结石，多采用王不留行籽或白芥子等压迫耳穴泌尿系各点，据报道其排石率在60%~70%，与其他碎石、排石疗法相结合，效果更为满意。穴位贴敷、穴位注射、中药离子透入，以及各种灸、蒸、熏、洗等法，用于治疗泌尿系感染所致的尿频、尿急、尿痛也各有其特点，有的可以通过皮肤、经脉而直接作用于病变部位，有的还可以通过尿道，逆行治疗。

常见肾脏疾病

第六节　急性肾小球肾炎

急性肾小球肾炎简称急性肾炎，是一种常见的肾脏疾病。该病大多急性起病，临床表现为血尿、蛋白尿、高血压、水肿、少尿及氮质血症。由于其表现为一组临床综合征，又称为急性肾炎综合征。急性肾炎的发病机制并不完全清楚，目前认为其病因主要与溶血性链球菌感染有关。抗原刺激 B 淋巴细胞产生相应抗体，它既可通过循环免疫复合物沉积致病，又可通过原位免疫复合物生成致病。原抗体形成免疫复合物沉积于肾小球，引起一系列炎症反应，损伤肾脏。急性肾小球肾炎根据其临床表现，与《内经》所载之"风水""肾水""水气"等相似。以水肿最为常见，常表现为颜面水肿，渐及全身，属于中医学"水肿"范畴。

1. 临床诊断

（1）症状：浮肿，血尿，少尿，腰痛等。

（2）体征：典型表现为晨起眼睑浮肿，呈"肾炎面容"，严重者可波及全身，甚至出现胸、腹水及心包积液，指凹性水肿不明显，伴有肾区叩击痛或压痛等，血压升高。

（3）辅助检查：实验室相关检查：①尿液检查：尿蛋白定性常为 +~++，24 小时尿蛋白定量在 1~3g。尿中有多量的红细胞和数量不等的白细胞、管型。尿比重在急性少尿期时多 > 1.020，相差显微镜示尿中 70% 以上的红细胞出现外形皱缩、扭曲变形等，尿 FDP 常升高。②血液检查：轻度贫血、血沉增快、抗链球菌溶血素"O"滴度增高，血清总补体（CH3）及 C3 下降，循环免疫复合物实验阳性。③肾功能检查：可有轻度的一过性氮质血症，代谢性酸中毒。影像相关检查：B 型超声显像肾体积稍增大或正常。病理相关检查：病理诊断为毛细血管内增生性肾小球肾炎。

2. 中医分型

（1）风水相搏证：水肿自眼睑和面部开始迅速波及全身，以头面部肿势为著，皮色光亮，按之凹陷，随手而起，尿少色赤，微恶风寒或发热汗出，喉核红肿疼痛，口渴或不渴，鼻塞，咳嗽，气短，舌质淡，苔薄白或薄黄，脉浮紧或浮数。

（2）湿热内侵证：小便短赤，甚则尿血，水肿或轻或重，烦热口渴，口苦口黏，头身困重，倦怠乏力，恶心呕吐，脘闷纳差，大便黏滞不爽或便秘，常有近期疮毒史，舌质红，苔黄腻，脉滑数。

（3）阴虚邪恋证：神倦乏力，头晕，手足心热，腰酸盗汗，或有反复乳蛾红赤，镜下血尿持续不消，水肿消退，尿色赤，大便干结，舌红，苔少，脉细数。

（4）气虚邪恋证：身倦乏力，面色萎黄少华，纳少便溏，自汗，易感冒，或见血尿持续不消，浮肿轻或无，舌淡红，苔白，脉缓弱。

一、药物外治法

（一）穴位贴敷法

处方 058

大黄、牵牛子、槟榔、党参、朱砂、冰片、木香等量。

【用法】中药打粉，置于密闭容器中，用蜂蜜调和，穴位贴敷于神阙穴、双侧水道穴、双侧涌泉穴 1 次/日，每次 4 小时，10 天为 1 个疗程。

【适应证】急性肾炎水肿者。

【注意事项】敷药期间如果出现腹泻明显，则暂时停止该疗法。

【出处】《临床医药文献电子杂志》2018，53：130-131.

处方 059

麻黄、葶苈子、杏仁、川椒目各 20g、冰片 5g、牵牛子 40 克、水蛭 15g。

【用法】上药研细末，以醋调和为膏。敷双足涌泉穴及肾俞穴，每日换药 1 次。

【适应证】用于急性肾小球肾炎符合风水相搏证者。

【注意事项】敷药期间不要服用辛辣刺激性食物。

【出处】王钢，陈以平，邹燕勤.《现代中医肾脏病学》人民卫生出版社.

处方 060

大戟、芫花、甘遂、泽泻、大黄、槟榔各 20g，薏苡仁、樟脑各 10g。

【用法】上药研细末，以醋调和为膏。敷双足涌泉穴及肾俞穴，每日换药 1 次。

【适应证】用于急性肾小球肾炎符合湿热内侵证者。

【注意事项】敷药期间不要服用辛辣刺激性食物。

【出处】李顺民，郑万善，韩素萍，等.《实用肾病临床手册》中国中医药出版社.

处方 061

黄芪 10g，防风、白术、熟附子、细辛、肉桂、吴茱萸各 20g。

【用法】上药研细末，以醋调和为膏。敷双足涌泉穴及肾俞穴，每日换药 1 次。

【适应证】用于急性肾小球肾炎符合气虚邪恋证者。

【注意事项】敷药期间如若出现咽喉疼痛，口舌生疮，上药去肉桂，加淡竹叶 10g。

【出处】王钢，陈以平，邹燕勤.《现代中医肾脏病学》人民卫生出版社.

（二）熏洗法

处方 062

麻黄、细辛各 15g，苏叶 30g，桂枝、连翘、木瓜、红花、当归、黄芪、地肤子、大黄、淫羊藿各 50g，土茯苓 100g。

【用法】上药研末袋装置入约 5000ml 水中煎煮 30 分钟，取汁洗浴，每周 2 次，每次用药 1 袋，每次泡浴时间 40 分钟，汗出即可，每日 1 次。

【适应证】用于急性肾小球肾炎风水相搏证者。

【注意事项】治疗期间需专人护理，控制水温、熏洗时间，要既能达到适宜的温度以助药力又能确保安全，有条件者建议使用恒温桶设定药液温度。对处方中中药成分过敏者须调整方剂，或停止该项治疗。皮肤破溃者禁用。

【出处】《中医外治杂志》2016，15（1）．

处方 063

黄芪 30g，当归 15g，防风 10g，五倍子 10g，川芎 15g，白花蛇舌草 30g，鸡血藤 20g，白芷 10g，佩兰 10g，青蒿 10g，麻黄 9g，羌活 10g。

【用法】上药研末袋装置入约 5000ml，水中煎煮 30 分钟，取汁洗浴，每周 2 次，每次用药 1 袋，每次泡浴时间 40 分钟。汗出即可，每日 1 次。

【适应证】急性肾炎水肿严重属于气虚邪恋证者。

【注意事项】洗浴结束后应覆被保暖，使其微微出汗，避免风邪外袭。

【出处】《中国民间疗法》2017，03：10-11．

（三）敷药法

处方 064

芒硝 2000g，大黄粉 100g，乳香 100g，没药 100g，冰片 20g，肉桂 50g。

【用法】上药研细末，根据水肿范围确定选择大、小药袋，嘱患者平卧，保持水肿下肢伸直，将药袋平铺于水肿处，用系带上下捆扎小腿部，松紧适宜为度，尽量全部覆盖水肿部位。

【适应证】用于急性肾小球肾炎阴虚邪恋证者。

【注意事项】嘱患者外敷时减少下床活动，活动不便时可解下药袋，保证每日药袋外敷 3 小时。视药袋中药物的湿结成块程度决定是否更换药袋，若经过手动重复摇匀后，药袋中有超过 70% 的药物凝结成块，即可更换新药袋。

【出处】《世界中西医结合杂志》2017，10：142-1428．

二、非药物外治法

（一）耳穴压豆法

处方 065

主穴：肾、肾俞、输尿管、膀胱；配穴：交感、肾上腺、神门、三焦、内分泌，根据病情再配以心、肝、脾、肺穴。

【操作】将粘有王不留行籽的胶布贴于所选穴位上，嘱患者每日按捏 10 次，每次 3~5。每次选 3~4 个穴。2 天 1 次，1 周为 1 个疗程。

【适应证】急性肾小球肾炎水肿明显者。

【注意事项】治疗期间，嘱患者低盐饮食，治疗当天不宜沐浴，防止感染。

【出处】王钢，陈以平，邹燕勤.《现代中医肾脏病学》人民卫生出版社.

（二）针刺法

处方 066

取主穴：足三里、曲池、中脘、关元、太溪穴、涌泉穴、中极穴、肾俞、内关；配穴：血海、三阴交、脾俞、胃俞、气海。

【操作】患者取仰卧位，穴位常规消毒后，取 30 号 1.5 寸毫针避开掌背静脉分支，顺掌骨方向刺入 0.5~1 寸，快速捻转进针，根据病情留针 20~30 分钟，中间行针 1~2 次。

【适应证】急性肾炎伴有高血压者。

【出处】《中医学报》2015，30（10）.

（三）平衡火罐法

处方 067

施治部位为背部。

【操作】患者取俯卧位，暴露背部皮肤，注意环境温度适宜。①闪罐：选择中号玻璃火罐 2 个，用闪火法使火罐 1 个吸附在肺俞穴上，从上到下，1 个吸附在对侧肾俞穴，从下到上，在背部两侧膀胱经分别闪罐 3 个来回；②走罐：将甘油稍加温涂于背部，沿督脉及膀胱经走向从上到下推罐各 3 次，推罐力度适中，顺序先中后两边，以皮肤起红晕为度；③抖罐：从大椎穴开始，沿脊背部左右抖动火罐，从上到下，注意幅度不宜过大，力度以患者能耐受为准；④留罐：选择患者大椎穴、肺俞、脾俞、肝俞、肾俞各留罐 5 分钟，每周 2~3 次，2 周为 1 个疗程。

【适应证】急性肾炎水肿明显者。

【注意事项】拔罐结束后禁止沐浴，防止六淫之邪外袭，加重水肿。

【出处】《中国民间疗法》2015，08：31-32.

综合评按：急性肾小球肾炎主要表现为水肿、血尿，临床实践表明，肾炎水肿运用外治法配以内治法治疗，其有效率、痊愈率均显著高于单纯运用内治法治疗。本节收录的常用外治法主要针对缓解水肿及减少血尿而设。其中常用且疗效较好的方法是熏洗法及沐足法，这两种方法融药疗、热疗于一体，直达病所，对于水肿的缓解效果显著。熏洗、沐足法充分体现《素问》提出的"去宛陈莝……开鬼门"的水肿治疗原则。对于血尿的患者常选用中药穴位贴敷法。但在应用过程中应坚持中医"整体观念"的思想，如对某些针灸及耳针选穴时应注意本经穴位主治本经的其他病症，临床上应注意局部和整体相结合。在诸多的外治方法中穴位贴敷针对不同证型选择药物，充分体现辨证论治的原则。

第七节　急进性肾小球肾炎

急进性肾小球肾炎是一组病情发展急骤，由蛋白尿、血尿迅速发展为无尿或少尿急性肾衰竭，预后恶劣的肾小球肾炎。本病有多种病因。一般将有肾外表现者或明确原发病者称为继发性急性肾炎，病因不明者则称为原发性急进性肾小球肾炎。某些化学毒物亦可能是急进性肾小球肾炎的病因，其中又与各种烃化物的污染关系密切，免疫遗传感染性疾病与本病亦可能有关。本病的病理改变特征为肾小球囊内细胞增生、纤维蛋白沉积，故又称为新月体型肾炎。急进性肾小球肾炎在中医学文献中无系统记载，根据本病的发生与发展及主要临床特征，可归于"水肿""关格""癃闭"等范畴。

1. 临床诊断

（1）症状：水肿，少尿，尿血，纳差，乏力，皮下瘀斑，咳血等。

（2）体征：可能见贫血，或轻中度高血压，或口唇发绀，或肉眼血尿等。

（3）辅助检查：尿液检查：大量红细胞，中等量蛋白。相差显微镜示严重畸形红细胞蛋白呈非选择性；肾功能呈进行性损害，出现肾衰的生化指标。血清免疫学检查：抗肾小球基底膜抗体或循环免疫复合物阳性，冷球蛋白试验阳性，血清总补体及 C3 下降。B 超、X 线平片可见双肾轮廓增大。病理相关检查为确诊的主要依据，突出的特征是 50% 以上的肾小球囊腔上皮细胞新月状增生。

2. 中医分型

（1）风水相搏证：眼睑水肿，继则遍及全身，来势迅速，小便不利，多有恶风、发热、肢节酸楚，或伴有咽痛、恶寒、咳喘，舌淡红，苔薄白，脉浮或滑数。

（2）脾虚水泛证：形体虚肿，倦怠，神疲，纳呆，便溏，舌质淡体胖，苔白滑，脉濡软。

（3）血瘀水阻证：眩晕、头昏胀痛，小便不利，肢体水肿，面色黧黑或晦暗，腰痛固定，舌紫暗或有瘀斑、瘀点，苔薄白，脉涩。

（4）水气凌心证：尿少，肢体水肿，呛咳，气急，心悸，胸闷发绀，烦躁不能平卧，舌暗，苔腻，脉微结代。

（5）浊毒内蕴证：头痛眩晕，或头重如蒙，胸闷恶心，口苦纳呆，或口有尿臭味，大便秘结，脘腹胀满，面浮肢肿，小便不利，舌淡红，苔厚腻，脉沉缓。

一、药物外治法

（一）中药灌肠疗法

🍵 处方 068

大黄 30g，黄连 10g，六月雪 30g，生牡蛎 30g，蒲公英 30g。

【用法】采用水煎方式将药物熬制成 400ml 药液，之后分为 2 袋，每袋 200ml。令患者将大便排尽，使用温水为其清洗肛周部位并涂抹适量润滑油。取膝胸位，若患者不耐受或年龄较大可取左侧位，并在其臀下位置垫上棉垫，并将臀部向上抬高 10cm。将之前备用的 200ml 中药药液加热至温热状态，约 37℃，后倒入空液体瓶内。将去掉头皮针的输液器，插入 14 号导尿管。在患者臀部下方垫好治疗巾、橡胶单，并将输液管中的空气排出，将输液器关闭。将导尿管前端润滑，缓慢插入患者肛门，观察患者耐受情况。导尿管插入深度控制在 25cm 左右，将输液器开关打开，滴速调整为 200 滴 / 分。灌肠结束后关闭输液器，将导尿管缓慢拔出。令患者保持左侧卧位 15 分钟，之后可改为仰卧，但仍需将臀部抬高 10cm，持续 0.5~1 小时。

【适应证】急进性肾炎少尿期及肾功能异常者。

【注意事项】肠内肿瘤患者禁用。

【出处】《河南中医》2014，04：774-775.

处方 069

大黄 15g，生牡蛎 50g，六月雪 30g，甘草 6g。

【用法】采用水煎方式将药物熬制成 400ml 药液，之后分为 2 袋，每袋 200ml。令患者将大便排尽，使用温水为其清洗肛周部位并涂抹适量润滑油。取膝胸位，若患者不耐受或年龄较大可取左侧位，并在其臀下位置垫上棉垫，并将臀部向上抬高 10cm。将之前备用的 200ml 中药药液加热至温热状态，约 37℃，后倒入空液体瓶内。将去掉头皮针的输液器，插入 14 号导尿管。在患者臀部下方垫好治疗巾、橡胶单，并将输液管中的空气排出，将输液器关闭。将导尿管前端润滑，缓慢插入患者肛门，观察患者耐受情况。导尿管插入深度控制在 25cm 左右，将输液器开关打开，滴速调整为 200 滴 / 分。灌肠结束后关闭输液器，将导尿管缓慢拔出。令患者保持左侧卧位 15 分钟，之后可改为仰卧，但仍需将臀部抬高 10cm，持续 0.5~1 小时。

【适应证】急进性肾炎伴有恶心呕吐者。

【注意事项】肠内肿瘤患者禁用。

【出处】王钢，陈以平，邹燕勤.《现代中医肾脏病学》人民卫生出版社.

（二）敷药法

处方 070

田螺、青盐。

【用法】田螺 3 枚，捣烂加青盐 10g，成膏后摊开如薄饼状贴脐下 4cm 处，一般每次贴 30~40 分钟，每日可贴 3~4 次，3 次为 1 个疗程。

【适应证】急进性肾炎肾二便不通者。

【出处】李顺民，郑万善，韩素萍，等.《实用肾病临床手册》中国中医药出版社.

（三）穴位贴敷法

处方 071

石韦、白术、丹参、黄芪。

【用法】中药材按照 1∶1∶1∶3 的比例，研磨成粉末加适量蜂蜜、姜汁。取 2 组穴。第 1 组：脾俞、阴陵泉，均取单侧；关元。第 2 组：足三里、肾俞，均取单侧；关元。每次选取 1 组穴位进行贴敷。每次贴 30 分钟。

【适应证】急进性肾炎小便不通者。

【注意事项】皮肤过敏或溃烂化脓者禁用。

【出处】《北京中医药》2018，10：1001–1004.

二、非药物外治法

（一）针刺法

处方 072

少尿期：中极、肾俞、膀胱俞、阴陵泉；休克期：中极、肾俞、膀胱俞、阴陵泉；多尿期：气海透中极、肾俞、胃俞、脾俞、大椎、三交、关元、足三里。

【操作】局部消毒，应用 28~30 号毫针无痛刺入患者的穴位，少尿期采用平补平泄法，休克期和多尿期采用补法。

【适应证】急进性肾炎水肿明显者。

【注意事项】多尿期针刺结束后，嘱患者适量饮水，防止脱水情况发生。

【出处】《河南中医》2014，04：774-775.

（二）耳针法

处方 073

少尿期：肾、交感、内分泌；休克期：升压点、肾上腺、心、肾、皮质下、内分泌；多尿期：肾、膀胱、三焦、内分泌。

【操作】上述穴位交替取 3~5 个，常规消毒后，用 0.5 寸毫针刺入，留针 20~30 分钟，隔日 1 次，10 次为 1 个疗程。

【适应证】急进性肾炎水肿明显者。

【出处】王钢，陈以平，邹燕勤.《现代中医肾脏病学》人民卫生出版社.

综合评按：急进行性肾小球肾炎属于中医"水肿""关格"范畴。本节收录的外治法的最好治疗时期是在少尿期，配合中药灌肠、穴位贴敷、针刺及耳针等可以改善症状，缩短少尿期。其中，疗效较好及常用的是中药灌肠对于肌酐升高者有降肌酐，保护肾功能作用。穴位贴敷对于尿少者有增加尿量作用。针刺及艾灸可缓解恶心呕吐症状。本病是病情急骤进展的一组肾小球疾病，由于病情进展快，迅速恶化，死亡率相当高。单用中医治疗效果欠佳，且会影响病情，该病需要采用中西医结合治疗的方法，提高治愈率，降低病死率。必要时可临时给予血液透析治疗，以缓解症状。

第八节　慢性肾小球肾炎

慢性肾小球肾炎（慢性肾炎）是由多种原因引起、病理表现不同的、原发于肾小球组的疾病。临床该病以蛋白尿、血尿、水肿和高血压为主要特征，并常伴有肾功能损害。目前多数慢性肾炎的病因尚不清楚，尽管急性链球菌感染后肾炎迁延不愈，可转为慢性肾炎，但大部分慢性肾炎并非由急性肾炎演变而来。其病理变化通常被认为与免疫介导有关，体液免疫（循环免疫复合物和原位免疫复合物）在肾炎发病机制中的作用已得到公认，细胞免疫在某些类型肾炎中的重要作用也得到肯定。慢性肾小球肾炎包含着多种病理类型，而各种病理类型的临床表现、治疗及预后均不尽相同，故明确为慢性肾小球肾炎后仍应通过肾活检进一步明确病理诊断。根据大部分肾小球的主要病变，慢性肾炎可分为下列几种类型：①系膜增殖性肾小球肾炎；②局灶节段性肾小球硬化；③膜性肾病；④膜增生性肾炎；⑤增生硬化性肾小球肾炎。本病属于中医"水肿""虚劳""腰痛""尿血"范畴。

1. 临床诊断

（1）起病隐匿，进展缓慢，病情迁延，临床表现可轻可重，或时轻时重。随着病情发展，肾功能逐渐减退，后期可出现贫血、电解质紊乱、血尿素氮、血肌酐升高等情况。

（2）尿检查异常，常有长期持续性蛋白尿，尿蛋白定量常小于 3.5g/24h，血尿相差显微镜多见多形态改变的红细胞，可有管型尿，不同程度的水肿、高血压等表现。

（3）病程中可因呼吸道感染等原因诱发急性发作，出现类似急性肾炎的表现。

（4）排除继发性肾小球肾炎后，方可诊断为原发性肾小球肾炎。

2. 中医分型

本证：

（1）脾肾气虚证主症：腰脊酸痛，疲倦乏力，或浮肿，纳少或脘胀。次症：大便，尿频或夜尿多，舌质淡红，有齿痕，苔薄白，脉细。

（2）肺肾气虚证主症：颜面浮肿或肢体肿胀，疲倦乏力，少气懒言，易感冒，腰脊酸痛。次症：面色萎黄，舌淡，苔白润、有齿印，脉细弱。

（3）脾肾阳虚证主症：全身浮肿，面色㿠白，畏寒肢冷，腰脊冷痛（腰脊酸痛），纳少或便溏（泄泻、五更泄泻）。次症：精神萎靡，性功能失常（遗精、阳痿、早泄），或月经失调，舌嫩淡胖，有齿痕，苔白，脉沉细或沉迟无力。

（4）肝肾阴虚证主症：目睛干涩或视物模糊，头晕耳鸣，五心烦热或手足心热或口干咽燥，腰脊酸痛。次症：遗精，滑精，或月经失调，舌红少苔，脉弦细或细数。

（5）气阴两虚证主症：面色无华，少气乏力，或易感冒，午后低热，或手足心热，腰痛或浮肿。次症：口干咽燥或咽部暗红、咽痛，舌质红或偏红，少苔，脉细或弱。

标证：

（1）水湿证主症：颜面或肢体浮肿。次症：舌苔白或白腻，脉细或细沉。

（2）湿热证主症：皮肤疖肿、疮疡，咽喉肿痛，小便黄赤、灼热或涩痛不利，面目或肢体浮肿。次症：口苦或口干、口黏，脘闷纳呆，口干不欲饮，苔黄腻，脉濡数或滑数。

（3）血瘀证主症：面色黧黑或晦暗，腰痛固定或呈刺痛，舌色紫暗或有瘀点、瘀斑。次症：肌肤甲错或肢体麻木，脉象细涩，尿纤维蛋白降解产物（FDP）含量升高，血液流变学检测全血、血浆黏度升高。

（4）湿浊证主症：纳呆，恶心或呕吐，口中黏腻，舌苔腻，血尿素氮、肌酐偏高。次症：脘胀或腹胀，身重困倦，精神萎靡。

一、药物外治法

（一）中药离子导入法

处方 074

当归 20g，川芎 30g，红花 20g，丹参 30g，黄芪 30g，党参 20g，山药 20g，女贞子 20g，山茱萸 30g，大黄 15g，没药 30g，白芷 15g，冰片 10g。

【用法】以上诸药，水煎两次取汁 300ml，备用。在面积为 12cm×6cm，厚 1cm 的纯棉布衬垫上放置浸透陈醋＋中药的滤布，置于患者双肾区，采用中药热透治疗仪对患者的双侧肾区部位进行中药离子导入，持续 30 分钟，1 次／天，14 天为 1 个疗程。

【适应证】慢性肾炎出现腰酸、腰痛及蛋白尿者。

【出处】《中国疗养医学》2015，01：60-61.

处方 075

丹参注射液 20ml、双黄连粉针剂 3.0g。

【用法】将丹参注射液与双黄连粉针剂，稀释于 20ml 注射用水中，取 2 块衬垫浸入液体中，于两侧肾区各置 1 块，以强度为 $0.3mA/cm^2$ 的电流进行治疗，每日 1 次，每次 30 分钟。

【适应证】慢性肾炎出现腰酸、腰痛及蛋白尿者。

【注意事项】治疗后出现血尿，则单用双黄连粉针剂。

【出处】《光明中医》2020，02：273-274.

（二）穴位注射法

处方 076

当归注射液。

【用法】穴注足三里、曲池、肾俞，并根据不同的症状进行辨证治疗，水肿明显加水道穴，尿红细胞增高加血海穴，白细胞增高加中极穴。治疗时患者取卧位，穴位处进行常规皮肤消毒后，用装有 5 号短针头的 5ml 灭菌注射器抽取药液，快速垂直刺入穴位，得气后抽回血，再将药液缓缓注入穴中，每穴 1 毫升，隔天治疗 1 次，10 次为 1 个疗程。

【适应证】慢性肾炎属气阴两虚证患者。

【注意事项】治疗当天避免沐足，防止感染。

【出处】《浙江中医学院学报》2003，03：61.

（三）穴位贴敷法

处方 077

蓖麻子 20 粒，石蒜 1 个。

【用法】捣烂如泥，敷于足心涌泉穴，外施绷带固定之，隔二三日后，再换新药涂敷如前法。

【适应证】慢性肾炎水湿证者。

【注意事项】蓖麻子有毒性，如不慎内服，有致死性，故禁止内服。另外，皮肤过敏、外伤、溃疡处禁用。

【出处】王钢，陈以平，邹燕勤.《现代中医肾脏病学》人民卫生出版社.

处方 078

菟丝子、佩兰、延胡索。

【用法】等量研磨，用蜂蜜调和，外敷于双肾俞、双涌泉、双三阴交、关元及命门，1 次 4 小时，1 天 1 次。

【适应证】慢性肾炎湿浊证者。

【注意事项】皮肤过敏、外伤、溃疡处禁用。

【出处】《云南中医中药杂志》2017，10：29-31.

二、非药物外治法

（一）按摩法

处方 079

腰背部脊柱两侧、神道、灵台、中枢、脊中、肺俞、脾俞、肾俞、大肠俞、次髎、承扶、委中、昆仑、太溪、涌泉。

【操作】揉法：腰背部脊柱两侧；按法：神道、灵台、中枢、脊中、肺俞、脾俞、肾俞、大肠俞、次髎、承扶、委中、昆仑、太溪、涌泉；摩法：腹部、腰背部脾俞至肾俞区间；擦法：左侧背部，腰骶部；提捏法：腰背脊柱两侧；一指禅法：腰背部脾俞至肾俞区间。每日 1 次，每次 30~40 分钟。

【适应证】慢性肾炎脾肾气虚证。

【注意事项】孕妇禁用。

【出处】《浙江中医学院学报》2003，03：61.

（二）针刺法

处方 080

肝俞、合谷、复溜、风池、太冲、三阴交、肾俞、太溪、阳陵泉。

【操作】局部消毒，应用 28~30 号毫针无痛刺入患者的穴位，太溪、肾俞、肝俞以及三阴交施予补法，合谷、风池、太冲以及阳陵泉进行泻法，休息两天继续进行下一个疗程，以 1 个月作为 1 个疗程。

【**适应证**】慢性肾炎肝肾阴虚证者。

【**注意事项**】治疗后当日禁止沐浴，防止外邪侵袭。

【**出处**】《亚太传统医药》2017，13（13）：120-121.

（三）耳穴压豆法

处方 081

取耳穴肾、输尿管、膀胱及交感、神门、肾上腺、三焦、内分泌。

【**操作**】将粘有王不留行籽的胶布贴于所选穴位上，嘱患者每日按捏 10 次，每次 3~5。每次选 3~4 个穴。2 天 1 次，1 周为 1 个疗程。

【**适应证**】治疗慢性肾炎水湿证患者。

【**出处**】李顺民，郑万善，韩素萍，等.《实用肾病临床手册》中国中医药出版社.

（四）穴位埋线法

处方 082

2 组穴位：1 组：肾俞（单侧）、足三里（单侧）；2 组：脾俞（单侧）、阴陵泉（单侧）。

【**操作**】常规消毒局部皮肤，镊取一段 1~2cm 的已消毒羊肠线，放置在专用埋线针针管的前端，后接针芯，左手拇食指绷紧或捏起进针部位皮肤，右手持针，刺入到所需的深度；当出现针感后，边推针芯，边退针管，将羊肠线埋植在穴位的皮下组织或肌层内，针孔处覆盖消毒纱布并固定。治疗过程分为埋线治疗期和巩固保健期。埋线治疗期：1 天埋线 1 次，4 次为 1 个疗程；巩固保健期：1 个月埋线 1 次，2 次为 1 个疗程。

【**适应证**】慢性肾炎脾肾气虚证患者。

【**注意事项**】进针处 7 天不得接触水，以免引起感染。

【**出处**】《江苏中医药》2013，06：47-49.

处方 083

背部穴位志室（双）、肾俞（双）、脾俞（双），下腹部关元穴，下肢足三里（双）、三阴交（双）。

【操作】将复方风湿宁注射液 30ml，倒入消毒后的针盒内，在针盒下面点燃酒精棉球煮沸浓缩至 5ml，然后将 2 号生物蛋白埋线放入浓缩后的针剂中，盖上针盒约 2~3 小时，使生物蛋白线吸收药汁，待其饱和即可使用，有效期 1 天。穴位处常规皮肤消毒，在穴位的下方 1cm 处用利多卡因局部麻醉。将制作好的药线装入埋线针管内，三阴交穴装入 1cm 线长，其余各穴都装入 3cm 长。在局麻处刺入，深度以一般针灸操作常规深度为准，肌肉丰满处稍深，肌肉薄弱处稍浅，得气后同肌纤维方向平行向上进针，待针尖到达穴位上 1cm 处时，边将针心推入边将针管拉出，恰使药线的中部埋在穴位中，起一针透二穴的作用。拔出埋针后，针孔敷消毒棉球黏创可贴。进针处 7 天不得接触水，以免引起感染。穴位埋植疗法 1 个月 1 次，3 个月为 1 个疗程。

【适应证】慢性肾炎脾肾气虚证患者。

【注意事项】进针处 7 天不得接触水，以免引起感染。

【出处】《浙江中西医结合杂志》2013，01：34-36.

（五）艾灸法

处方 084

脾俞、肾俞、足三里、阴陵泉、太溪、三阴交。

【操作】每次选 3~5 个穴位，双侧选穴，用清艾条悬灸，每个穴位艾灸 15 分钟，隔日 1 次。

【适应证】慢性肾炎脾肾两虚型。

【注意事项】灸后皮肤如有起疱，可用针灸针刺破水疱放出渗液，外敷无菌纱布。

【出处】《现代中医临床》2017，06：27-30.

（六）火龙灸法

处方 085

患者背部穴位。

【操作】调节室温至 26℃，关闭门窗；患者取俯卧位，暴露腰背部，大毛巾铺于腰背部及下肢，其余部位毛巾包裹，围成防火墙；腰背部再纵向铺一层湿火龙巾，将艾绒均匀铺在湿火龙巾上，厚度约 1cm，部位为督脉大椎至腰阳关穴、两侧膀胱俞经风门至气海穴；用注射器抽吸 95% 乙醇以"之"字形均匀喷洒在艾绒上面；点燃艾绒后，背部火焰似一条"长龙"，待火燃烧 30~60 秒后询问患者感到背部有热感时，用湿毛巾扑灭火焰，并沿督脉及膀胱经点穴（大椎、肺俞、至阳、脾俞、肾俞、腰阳关）按压 15~30 秒，热退后再洒乙醇、点火、捂火，如此反复 3~5 次，取下毛巾擦干皮肤，以看到施灸部位皮肤明显潮红为度，让患者配合饮用温开水 200ml。

【适应证】慢性肾小球肾炎脾肾两虚者。

【注意事项】该操作方法有烧伤风险，具有一定危险性，操作者一定要谨慎操作，另外皮肤过敏或感染者禁用。

【出处】《中国中医药现代远程教育》2018，17：135-137.

综合评按：本节收录的外治法中，艾灸可以健脾益肾，对于减少蛋白尿疗效好。敷药、穴位贴敷及中频脉冲法通过穴位刺激配合药物局部渗透从而达到保护肾功能作用，针灸、穴位埋线及耳针提升患者的免疫功能，消除膀胱、肾脏过重负荷，加快代谢产物的排出。按摩可以健脾益气祛湿，按腰可以温阳益肾从而激发肾气，提高抵抗力。这些方法中，疗效好且操作方便的为艾灸及穴位贴敷。临床上，应根据患者不同的临床表现，辨证应用外治法，同时应中西医结合，内外同治，以防止或延缓肾功能进行性恶化。

第九节　肾病综合征

肾病综合征是由很多病因引起的以大量蛋白尿、低蛋白血症、高脂血症及不同程度水肿为特征的临床综合征。肾病综合征根据病因常分为原发性和继发性两大类。由于肾病综合征是由多种病因、病理和临床疾病所引起的一组综合征，其表现、机制和防治各有特点，故肾病综合征不被用作疾病的最后诊断。肾病综合征根据病因常分为原发性和继发性两大类，前者在多种原发性肾小球疾病，如急性肾小球肾炎、急进性肾小球肾炎、慢性肾小球肾炎及肾小球肾病中都可在疾病过程中出现肾病综合征；后者的原因很多，常见者为糖尿病性肾病，肾淀粉样变，系统性红斑狼疮肾炎，新生物、药物及感染引起的肾病综合征。在病理学上，微小病变、局灶性节段性肾小球硬化、膜性肾病、膜增殖性肾小球肾炎以及脂蛋白肾小球病、胶原Ⅲ肾小球病、纤维性肾小球病及塌陷性肾小球病都以肾病综合征为主要表现。其中在成人以膜性肾病为多见，在儿童以微小病变型占大多数。在临床表现上，肾病综合征的一系列临床表现主要起源于大量蛋白尿，血浆中大量蛋白质从尿中丢失，导致低蛋白血症，低蛋白血症可进一步引起水肿、高脂血症。肾病综合征的主要并发症有：继发感染、血栓、营养不良、肾功能损伤等。肾病综合征临床表现与病理类型之间无肯定的因果关系。本病临床症状以水钠潴留为主，在中医学属于"水肿"范畴。

1. 临床诊断

（1）症状：水肿，乏力，肢节酸重，食欲不振，甚者胸闷气喘、腹大腹胀等。

（2）主要体征：不同程度的水肿。

（3）辅助检查：血浆蛋白，尤其是白蛋白降低，总胆固醇、甘油三酯升高。严重水肿患者尚会出现一过性氮质血症。

（4）影像相关检查：肾脏B超、同位素肾图等项检查有助于肾病综合征诊断。

（5）病理相关检查：肾穿刺活检证实，肾病综合征在临床上常见的病理类型有多种，以微小病变肾病、系膜增生性肾炎、膜性肾病、系膜毛细血管性肾炎及肾小球局灶节段性硬化五种临床病理类型最为常见。其中，儿童及少年以微小病变肾病较多见，中年以膜性肾病为多见。

2. 中医分型

（1）风水相搏证：眼睑浮肿，继则四肢及全身皆肿，来势迅速，多有恶寒发热，肢节酸楚，小便不利等症。

（2）湿毒浸淫证：眼睑浮肿，延及全身，皮肤光亮，尿少色赤，身发疮痍，甚则溃烂，恶风发热，舌质红，苔薄黄，脉浮数或滑数。

（3）水湿浸渍证：全身水肿，下肢明显，按之没指，小便短少，身体困重，胸闷，纳呆，泛恶。苔白腻，脉沉缓，起病缓慢，病程较长。

（4）湿热壅盛证：遍体浮肿，皮肤绷紧光亮，胸脘痞闷，烦热口渴，小便短赤，或大便干结，舌红，苔黄腻，脉沉数或濡数。

（5）脾阳虚衰证：身肿日久，腰以下为甚，按之凹陷不易恢复，脘腹胀闷，纳减便溏，面色不华，神疲乏力，四肢倦怠，小便短少，舌质淡，苔白腻或白滑，脉沉缓或沉弱。

（6）肾阳衰微证：水肿反复消长不已，面浮身肿，腰以下甚，按之凹陷不起，尿量减少或反多，腰酸冷痛，四肢厥冷，怯寒神疲，面色㿠白，甚者心悸胸闷，喘促难卧，腹大胀满，舌质淡胖，苔白，脉沉细或沉迟无力。

（7）瘀水互结证：水肿延久不退，肿势轻重不一，四肢或全身浮肿，以下肢为主，皮肤瘀斑，腰部刺痛，或伴血尿，舌紫暗，苔白，脉沉细涩。

一、药物外治法

（一）穴位贴敷法

🥣 处方 086

甘遂 10g，大戟 10g，芫花 10g，制附片 9g，小茴香 10g，车前子 20g，冰片 6g。

【用法】上药粉碎后过 100 目筛，用姜汁、凡士林调成糊状，摊于 5cm×5cm 专用穴位膏药贴上，局部用安尔碘消毒后贴敷于相应穴位，胶布固定，24 小时换药 1 次。贴敷穴位：神阙、肾俞、水分、水道、三焦俞。

【适应证】肾病综合征水湿浸渍证者。

【注意事项】甘遂、大戟、芫花有毒性，禁止内服。另外，皮肤感染者禁用。

【出处】《山西中医》2015，02：30-31，35.

🥣 处方 087

黄芪 20g，茯苓 15g，杜仲 15g，水蛭 3g，益母草 10g，丹参 30g，牛膝 15g，当归 15g，车前子 15g。

【用法】将上述药物研末，再加生姜汁、蜂蜜按一定比例调成糊状，密封保存。调制成 5 分硬币大小贴敷于双肾俞、命门、神阙、双复溜穴，每次贴敷 6 小时，每日 1 次。

【适应证】原发性肾病综合征瘀水互结证者。

【注意事项】腹部或背部水肿严重则不用生姜汁，单纯用蜂蜜调成糊状，避免皮肤破损。

【出处】《黑龙江中医药》2009，5（1）：11.

（二）穴位注射法

处方 088

鱼腥草注射液。

【用法】穴注足三里、肾俞，穴位处进行常规皮肤消毒后，用装有 5 号短针头的 5ml 灭菌注射器抽取药液，快速垂直刺入穴位，得气后抽回血，再将药液缓缓注入穴中，每穴 1ml，隔天治疗 1 次，10 次为 1 个疗程。

【适应证】原发性肾病综合征湿热壅盛证者。

【出处】《中国针灸》2005，25（12）：857–859.

处方 089

黄芪注射液。

【用法】穴注足三里、肾俞，穴位处进行常规皮肤消毒后，用装有 5 号短针头的 5ml 灭菌注射器抽取药液，快速垂直刺入穴位，得气后抽回血，再将药液缓缓注入穴中，每穴 1ml，隔天治疗 1 次，10 次为 1 个疗程。

【适应证】难治性肾病综合征脾阳虚衰及肾阳虚衰证者。

【注意事项】有黄芪过敏史的患者禁用。

【出处】《辽宁医学杂志》2017，06：21–22，27.

（三）熏洗法

处方 090

麻黄、细辛各 15g，苏叶 30g，桂枝、连翘、木瓜、红花、当归、黄芪、地肤子、大黄、淫羊藿各 50g，土茯苓 100g。

【用法】上药研末袋装置入约 5000ml 水中煎煮 30 分钟，取汁洗浴，每周 6 次，每次用药 1 袋，每次泡浴时间 40 分钟。汗出即可，每日 1 次。

【适应证】肾病综合征水湿浸渍及风水相搏证者。

【注意事项】治疗期间需专人护理，控制水温、熏洗时间，要既能达到适宜的温度以助药力又能确保安全，有条件者建议使用恒温桶设定药液温度。对处方中中药成分过敏者须调整方剂，或停止该项治疗。皮肤破溃者禁用。

【出处】《中医外治杂志》2006，15（1）：11-12.

处方 091

秦艽 15g，川芎 15g，桃仁 15g，红花 10g，甘草 10g，羌活 15g，没药 15g，当归 20g，五灵脂 10g，香附 10g，牛膝 10g，地龙 10g，黄芪 30g。

【用法】上药研末袋装置入约 5000ml 水中煎煮 30 分钟，取汁洗浴，每周 6 次，每次用药 1 袋，每次泡浴时间 40 分钟。汗出即可，每日 1 次。

【适应证】肾病综合征瘀水互结证者。

【注意事项】治疗期间需专人护理，控制水温、熏洗时间，要既能达到适宜的温度以助药力又能确保安全，有条件者建议使用恒温桶设定药液温度。对处方中中药成分过敏者须调整方剂，或停止该项治疗。皮肤破溃者禁用。

【出处】《中医外治杂志》2000，9（2）：49.

（四）中药离子导入法

处方 092

川芎 15g，葶苈子、野菊花、益母草各 20g，川芎 15g，淫羊藿、当归、丹参、红花、杜仲、白芍、柴胡、透骨草、苍术及独活各 10g，黄芪 50g。

【用法】以上诸药，水煎 2 次，浓缩、过滤，并将 10 层无菌纱布制成衬垫，取 2 块放置于药液中，加热至 37℃左右；用乙醇对双侧腧穴进行擦拭，将中药衬垫连接正负极电极板放置在该部位，LVH-6000 光电离子治疗仪分别与电极板相连，并以 3mA 左右的电流导入治疗，1 次 25 分钟，1 天 1 次。

【适应证】难治性肾病综合征脾肾阳虚证者。

【出处】《中西医结合心血管病电子杂志》2017，01：8-9.

（五）沐足法

处方 093

红花 15g，赤芍 15g，桃仁 15g，桂枝 15g，五加皮 20g，木瓜 20g，透骨草 15g。

【用法】上药研末袋装置入约 5000ml，水中煎煮 30 分钟，取汁洗足部及腿部，每天 1 次，每次用药 1 袋，每次泡浴时间 40 分钟，半个月为 1 个疗程。

【适应证】肾病综合征瘀水互结证者。

【注意事项】沐足结束后注意双足保暖。

【出处】《辽宁中医药大学学报》2015，03：162-164.

（六）敷脐法

处方 094

商陆、大戟、甘遂各等量。

【用法】将上述药物混合研为细末，每次取药末 5~10g，撒布于神阙穴内，盖以纱布，胶布固定。每日换药 1 次。

【适应证】肾病综合征腹水严重者。

【注意事项】使用本法出现严重腹泻时，停止应用。

【出处】《河北中医》2011，33（9）：1400-1401.

处方 095

白芥子 30g，丁香 10g，肉桂 10g，胡椒 12~30g。

【用法】将上述药物混合研为细末，每次取药末 5~10g，撒布于神阙穴内，盖以纱布，胶布固定。每日换药 1 次。

【适应证】肾病综合征全身水肿属水湿壅盛者。

【注意事项】皮肤感染者禁用。

【出处】王钢，陈以平，邹燕勤.《现代中医肾脏病学》人民卫生出版社.

处方 096

桂枝、干姜、党参、白术、硫黄、白芍、白矾各等量。

【用法】研细末备用。每次取药粉 0.5~1g，撒布于神阙穴内，盖以纱布，胶布固定。每日换药 1 次。

【适应证】肾病综合征脾肾阳虚型。

【出处】王钢，陈以平，邹燕勤.《现代中医肾脏病学》人民卫生出版社.

（七）热熨法

处方 097

酒糟 1500g。

【用法】先将酒糟蒸热，趁热包在脚上，外裹纱布，以汗出为度。每日 1~3 次。适用于各型水肿。

【适应证】肾病综合征水湿浸渍及风水相搏证者。

【注意事项】对乙醇过敏者禁用。

【出处】王钢，陈以平，邹燕勤.《现代中医肾脏病学》人民卫生出版社.

（八）敷药法

处方 098

芒硝 2000g，大黄粉 100g，乳香 100g，没药 100g，冰片 20g，肉桂 50g。

【用法】将上药研磨成细粉，装入自制药袋中，根据水肿范围确定选择大、小药袋，嘱患者平卧，保持水肿下肢伸直，将药袋平铺于水肿处，用系带上下捆扎小腿部，松紧适宜为度，尽量全部覆盖水肿部位嘱外敷时减少下床活动，活动不便时可解下药袋，保证每日药袋外敷 3 小时。视药袋中药物的湿结成块程度决定是否更换药袋，若经过手动重复摇匀后，药袋中有超过 70% 的药物凝结成块，即可更换新药袋。平均 2 天更换 1 次药袋，7 天为 1 个疗程，共治疗 2 个疗程。

【适应证】肾病综合征瘀水互结证者。

【注意事项】治疗后过程中应及时更换药袋，防止药物凝结成块，影响疗效。

【出处】《世界中西医结合杂志》2017，10：1425-1428.

处方 099

芒硝 2000g，冰片 10 克。

【用法】上药混合研成粗末，装入双层棉布袋，外敷于患肢。4 小时更换布袋 1 次，将更换的药物晾干，重复使用 2 天后更换药物。连续使用 2 周。

【适应证】肾病综合征下肢血栓形成者。

【注意事项】下肢破损及感染者禁用。

【出处】《现代中医药》2018，06：71-72.

二、非药物外治法

（一）穴位埋线法

处方 100

肺俞（双）、脾俞（双）、肾俞（双）、气海、三阴交（双）。

【操作】常规消毒局部皮肤，镊取一段 1~2cm 的已消毒羊肠线，放置在专用埋线针针管的前端，后接针芯，左手拇食指绷紧或捏起进针部位皮肤，右手持针，刺入到所需的深度；当出现针感后，边推针芯，边退针管，将羊肠线埋植在穴位的皮下组织或肌层内，针孔处覆盖消毒纱布并固定。治疗过程分为埋线治疗期和巩固保健期，埋线治疗期：15 天埋线 1 次，4 次为 1 个疗程；巩固保健期：14 天埋线 1 次，2 次为 1 个疗程。

【适应证】肾病综合征脾阳虚及肾阳虚证者。

【注意事项】埋线三日内禁止沐浴，防止感染。

【出处】《湖南中医杂志》2017，07：97-98，103.

（二）针刺法

处方 101

肾俞、太溪、大肠俞、三阴交、太冲、绝骨、血海、中脘、上巨虚、下巨虚、气海、水泉、委中。

【操作】局部消毒，应用 28~30 号毫针无痛刺入患者的穴位，进行泻法，休息 2 天继续进行下一个疗程，以 1 个月作为 1 个疗程

【适应证】肾病综合征脾阳虚及肾阳虚证者。

【出处】《中医临床研究》2017，11：132–133.

处方 102

第 1 组主穴：脾俞、肾俞；第 2 组主穴：足三里、三阴交。

【操作】局部消毒，应用 28~30 号毫针无痛刺入患者的穴位，第 1 组穴位斜刺进针，第 2 组穴位直刺进针，得气后施平补平泻手法，留针 30 分钟，隔 10 分钟行针 1 次，两组穴位交替使用，15 天为 1 个疗程。

【适应证】肾病综合征脾阳虚及肾阳虚证者。

【出处】《中医临床研究》2017，11：132–133.

综合评按： 本节收录的特色外治法中，穴位刺激法如穴位贴敷、穴位注射、中药离子导入等方法，引入中医经络理论，使药直达病所，一方面刺激穴位，另一方面药物可以从毛孔、汗腺渗透，穿皮肤，过穴位，入腠理，通经络，调脏腑，驱病邪，治其外而通其内，更好地发挥药物与穴位治疗的双重作用，以达到治疗目的。熏洗、沐足法充分体现《素问》提出的"去宛陈莝……开鬼门"的水肿治疗原则，临床上对于周身水肿效果较好。用含有芒硝、冰片等药物的中药外敷双下肢可明显缓解双下肢水肿同时还可预防下肢深静脉血栓形成。临床上，应辨证论治选用不同的外治方法。同时，应少饮水，多休息，避免感染。

第十节　慢性间质性肾炎

慢性间质性肾炎是一组以慢性肾间质炎症性病变为主要表现，伴有不同程度的肾小管萎缩和变性的疾病。本病病变主要累及肾小管间质，而肾小球和血管损害相对较轻。由于本病的间质病变特点主要是小管功能不全，

因此本病又常被称为慢性小管间质性肾病。慢性小管间质性肾病在终末期肾疾病中占 10%~33%。本病不同于急性间质性肾炎，起病隐袭，进展缓慢，常被原发疾病所掩盖，但间质纤维化的程度常较严重，至疾病后期表现为慢性进展性肾衰。慢性间质性肾炎的病因很广泛，机体本身的代谢性、免疫性疾病，药物毒素，尿路梗阻等均可致本病。部分找不到病因者，称为特发性慢性间质性肾炎。临床常表现为早期一般无水肿、高血压等表现，而仅在体检时发现有肾小管性小分子蛋白尿，少量细胞及管型，伴口干多饮、多尿或食欲减退、腹胀、恶心呕吐、贫血，或肌无力、麻痹、软瘫、心律失常，或尿频、尿急、尿痛，或腰痛、腹部绞痛、血尿、尿中有坏死组织等为主要表现。血压常无明显升高，晚期常累及肾小球，当发生明显的肾小球硬化时可出现大量蛋白尿、水肿和高血压。临床上中医学无此病名，按临床表现可将此病归入"消渴""肾劳""劳淋"等范畴。

1. 临床诊断

（1）有慢性肾盂肾炎、肾移植慢性排异病史及滥用镇痛药、马兜铃酸类中草药、环孢素或他克莫司、锂制剂等服药史。

（2）起病隐袭，以夜尿增多为首发症状，禁水 12 小时尿渗透压＜ 800mOsm/kg · H_2O。

（3）尿改变轻微，尿常规检查尿蛋白 ±~++，可有尿糖阳性（空腹血糖正常）。

（4）血肌酐升高而无明显水肿。

（5）贫血出现早而重，与血肌酐升高程度不成比例。

（6）不伴干燥综合征等全身性疾病及大量蛋白尿、水肿等肾小球疾病。

（7）病理检查见肾小管灶状或多灶状萎缩，肾间质灶状或多灶状纤维化伴淋巴及单核细胞浸润，肾小球无明显异常或病变相对较轻。

2. 中医分型

（1）脾肾气虚证：小便清长，夜尿增多，面色萎黄或苍白无华，食少纳呆，腰膝酸软，形体瘦弱。舌质淡红，舌苔薄白，脉沉濡细。

（2）气阴两虚证：腰膝酸软，夜尿增多，倦怠乏力，气短懒言，自汗或盗汗，口干或口渴，五心烦热。舌质淡红，苔少乏津，脉细数。

（3）肾阳虚衰证：畏寒肢冷，夜尿增多，小便清长，倦怠乏力，腰痛。

舌质淡，舌苔薄白而润，脉沉细无力。

（4）寒湿困脾证：恶寒纳呆，肢体困重，夜尿增多，腹胀便溏，恶心或呕吐，倦怠乏力。舌质淡胖，舌苔白腻，脉沉滑。

（5）肾虚血瘀证：夜尿增多，腰膝酸软，舌下脉络瘀滞，腰痛固定，肌肤甲错，肢体麻木。舌质紫暗或有瘀点瘀斑，舌苔白，脉细涩。

一、药物外治法

（一）中药灌肠疗法

🥣 处方 103

党参、肉苁蓉、煅牡蛎、生大黄各 15g。

【用法】采用水煎方式将药物熬制成 400ml 药液，之后分为两袋，每袋 200ml。令患者将大便排尽，使用温水为其清洗肛周部位并涂抹适量润滑油。取膝胸位，若患者不耐受或年龄较大可取左侧位，并在其臀下位置垫上棉垫，并将臀部向上抬高 10cm。将之前备用的 200ml 中药药液加热至温热状态，约 37℃，后倒入空液体瓶内。将去掉头皮针的输液器，插入 14 号导尿管。在患者臀部下方垫好治疗巾、橡胶单，并将输液管中的空气排出，将输液器关闭。将导尿管前端润滑，缓慢插入患者肛门，观察患者耐受情况。导尿管插入深度控制在 25cm 左右，将输液器开关打开，滴速调整为 200 滴 / 分。灌肠结束后关闭输液器，将导尿管缓慢拔出。

【适应证】慢性间质性肾炎脾肾气虚型。

【注意事项】肠道肿瘤者禁用，灌肠后保持左侧卧位 15 分钟后改为仰卧位，将臀部抬高 10cm。

【出处】《湖北中医杂志》2012，01：79-81.

🥣 处方 104

炒杜仲、肉苁蓉、煅牡蛎、生大黄、红花、丹参各 20g。

【用法】采用水煎方式将药物熬制成 400ml 药液，之后分为两袋，每袋 200ml。令患者将大便排尽，使用温水为其清洗肛周部位并涂抹适量润滑油。取膝胸位，若患者不耐受或年龄较大可取左侧位，并在其臀下位置垫上棉垫，并将臀部向上抬高 10cm。将之前备用的 200ml 中药药液加热至温热状态，约 37℃，后倒入空液体瓶内。将去掉头皮针的输液器，插入 14 号导尿管。在患者臀部下方垫好治疗巾、橡胶单，并将输液管中的空气排出，将输液器关闭。将导尿管前端润滑，缓慢插入患者肛门，观察患者耐受情况。导尿管插入深度控制在 25cm 左右，将输液器开关打开，滴速调整为 200 滴 / 分。灌肠结束后关闭输液器，将导尿管缓慢拔出。

【适应证】慢性间质性肾炎脾肾气虚型。

【注意事项】肠道肿瘤者禁用，灌肠后保持左侧卧位 15 分钟后改为仰卧位，将臀部抬高 10cm。

【出处】李顺民，郑万善，韩素萍，等 .《实用肾病临床手册》中国中医药出版社 .

（二）穴位注射法

处方 105

黄芪注射液。

【用法】穴位注射足三里、肾俞、太溪、三阴交、血海，穴位处进行常规皮肤消毒后，用装 5 号短针头的 5ml 灭菌注射器抽取药液，快速垂直刺入穴位，得气后抽回血，再将药液缓缓注入穴中，每穴 1ml，隔天治疗 1 次，10 次为 1 个疗程。

【适应证】慢性间质性肾炎脾肾气虚型。

【注意事项】对黄芪过敏者禁用。

【出处】《湖北中医杂志》2012，01：79-81.

二、非药物外治法

（一）针刺法

处方 106

足三里、关元、气海、太溪、三阴交。

【操作】局部消毒，应用 28~30 号毫针无痛刺入患者的上述穴位，得气后采用补法行针，休息两天继续进行下一个疗程，以 1 个月作为 1 个疗程。

【适应证】慢性间质性肾炎脾肾两虚型。

【出处】《中医外治杂志》2005，14（2）：25.

（二）低频脉冲电疗法

🥣 处方 107

肾俞、脾俞、关元、气海。

【操作】将穴位消毒，粘贴电极片，频率从弱到强直到患者接受最大强度，1 次 20 分钟。

【适应证】慢性间质性肾炎脾肾两虚型。

【出处】李顺民，郑万善，韩素萍，等.《实用肾病临床手册》中国中医药出版社.

综合评按： 慢性间质性肾炎外治法临床文献报道较少，本节收录的治法中，常用的且疗效较好的为中药灌肠，该法主要在于保护肾功能，延缓病情进展。穴位注射、针刺及低频疗法是通过对肾区及关元、气海、足三里、肾俞、脾肾等穴位的刺激及药物的渗透而达到补益脾肾目的。慢性小管间质性肾病可出现水、电解质及酸碱平衡紊乱，甚至出现贫血、高血压、水肿等，在出现这种情况时应采用西医治疗方法及时纠正。由于引起慢性小管间质性肾病的病因很多，应在西医辨病与中医辨证合参的基础上针对西医不同的病采用行之有效的治法。

第十一节　IgA 肾病

IgA 肾病是最常见的肾小球疾病，占原发性肾小球疾病的 20%~47%；以低糖基化 IgA1 沉积于肾小球为病理特征，以血尿、蛋白尿、高血压病及肾功能损害为主要临床表现。近年来资料显示该病的发病率呈逐年上升的趋势，30%~40% 的患者在 10 年内进入终末期肾病（ESRD），是我国需接受肾脏替代治疗的原发性肾小球疾病的首位病因。IgA 肾病的临床特点为反复发作性肉眼血尿或镜下血尿，可伴有不同程度的蛋白尿，部分患者出现严重的高血压和慢性肾功能不全。根据本病不同的临床表现，可分别归属于中医学"尿血""腰痛""虚劳"等范畴。

1. 临床诊断

（1）症状与体征：①逆转的急性速发性肉眼血尿：患者以急性发作的肉眼血尿为起病标志，既往无尿检异常病史。多见于儿童，其肉眼血尿多发生于上呼吸道感染、消化道或泌尿道感染之后，在感染的高峰期发生肉眼血尿，2~3 天后变为镜下血尿。少数患者伴一些类似急性肾炎的表现，如一过性高血压、血尿素氮升高等，经治疗后即可缓解。第一次肉眼血尿发作后，患者可出现不同程度的蛋白尿及（或）镜下血尿，以后则多在呼吸道感染之后复发；②无症状尿异常：常在体检时发现蛋白尿和（或）血尿，即往存在时间难以确定，表现为无症状尿异常。部分患者可出现大量蛋白尿（大于 3~5g/ 天）及严重高血压的慢性肾衰竭。

（2）实验室检查：①尿液检查：提示红细胞增多，且多以畸形红细胞为主，出现芒刺或血红蛋白溢出等肾小球来源的红细胞特点。约 60% 的患者有蛋白尿。蛋白尿定量和分型对 IgA 肾病病情判断、估计预后很重要；②血清学检查：50% 以上的患者血清 IgA 水平增高，大于 400mg/L 有诊断意义，IgG、IgM 浓度正常或稍高；③肾功能：主要表现为内生肌酐清除率的降低，血尿素氮和血肌酐逐渐增高；GFR < 20ml/ 分时，病理改变属Ⅲ级以上。

（3）病理诊断：本病的确切诊断有赖于肾活检免疫病理检查，其诊断特征为肾小球系膜区有广泛的 IgA 沉积，呈融合成块状或散在颗粒状沉积物。

2. 中医分型

（1）气阴两虚证：尿血，或尿多泡沫，面色无华，神疲乏力，易感冒，腰酸膝软、口干目涩、眩晕耳鸣、潮热盗汗、五心烦热。舌红或淡红，苔薄或少苔，脉细或细数。

（2）肺脾气虚证：尿血，或尿多泡沫，神疲懒言，纳少、腹胀、易感冒，自汗，大便溏，或有眼睑、足跗浮肿。舌淡红，舌体胖或舌边有齿痕，苔薄白，脉细弱。

（3）肝肾阴虚证：尿血，或尿多泡沫，目睛干涩，眩晕耳鸣，咽干而痛，腰酸膝软，潮热盗汗，五心烦热，大便偏干。舌红少津，苔薄，脉细数，或弦细数。

（4）肾络瘀痹证：尿血，腰部刺痛，或久病；或见面色晦暗或黧黑，唇色紫暗或有瘀斑，肢体麻木。舌暗，或舌有瘀点、瘀斑，或舌下脉络瘀滞，脉细涩或涩。（参考肾病理可见血管祥闭塞、微血栓形成，球囊粘连，局灶节段肾小球硬化等）。

（5）风湿内扰证：尿多泡沫或尿血，短期内加重；有新近出现或加重的困乏和水肿，舌红或淡红，苔薄腻，脉弦或弦细或沉。

一、药物外治法

（一）穴位注射法

🥣 处方 108

鱼腥草注射液。

【用法】取双侧肾俞、足三里穴，穴位处进行常规皮肤消毒后，用装 5 号短针头的 5ml 灭菌注射器抽取药液，快速垂直刺入穴位，得气后抽回血，再将药液缓缓注入穴中，每穴 1ml，隔天治疗 1 次，10 次为 1 个疗程。

【适应证】IgA 肾病属肝肾阴虚有内热者。

【注意事项】对鱼腥草过敏者禁用。

【出处】李顺民，郑万善，韩素萍，等.《实用肾病临床手册》中国中医药出版社.

（二）熏洗法

🥣 处方 109

葛根、桂枝、白芍、苏叶、荆芥、防风、香薷、紫菀、生姜各 10g。

【用法】水煎 500ml，应用中药汽疗仪熏蒸治疗，隔日熏蒸 1 次，每次熏蒸约 15~20 分钟，温度在 37~42℃之间，7 次为 1 个疗程。

【适应证】IgA 肾病肺脾气虚证。

【注意事项】治疗期间需专人护理，控制水温、熏洗时间，要既能达到适宜的温度以助药力又能确保安全，有条件者建议使用恒温桶设定药液温度。对处方中中药成分过敏者须调整方剂，或停止该项治疗。皮肤破溃者禁用。

【出处】李顺民，郑万善，韩素萍，等.《实用肾病临床手册》中国中医药出版社．

（三）敷脐法

⚕ **处方 110**

莴苣菜适量、黄柏 100g。

【用法】莴苣菜一握拭去泥土，不用水洗，和黄柏混合，捣融如膏。用时取药膏如枣大一块，放于 6~8cm^2 胶布之间，贴于神阙穴上，1 日 1 次，10 天为 1 个疗程。

【适应证】IgA 肾病尿血属肝肾阴虚型膀胱有湿热者。

【注意事项】皮肤破溃及化脓感染者禁用。

【出处】王钢，陈以平，邹燕勤．《现代中医肾脏病学》人民卫生出版社．

⚕ **处方 111**

菖蒲 12g，木通 6g，大黄 6g，五倍子 6g，诃子 6g，杜仲 6g，小茴香 6g。

【用法】上药共研细末。每次取药粉 2~4g，温开水调成稠糊状，填脐，外用纱布覆盖，胶布固定，每天换药 1 次，8~15 天为 1 个疗程。

【适应证】IgA 肾病血尿气阴两虚者。

【注意事项】皮肤破溃及化脓感染者禁用。

【出处】王钢，陈以平，邹燕勤．《现代中医肾脏病学》人民卫生出版社．

二、非药物外治法

（一）耳针法

⚕ **处方 112**

取耳穴肾、肾俞、输尿管、膀胱及交感、神门、肾上腺、三焦、内分泌。

【操作】每次选 2~3 穴，毫针浅刺，中等刺激，隔日 1 次，左右交替，3 次为 1 个疗程。

【适应证】IgA 肾病风湿内扰证者。

【出处】王钢，陈以平，邹燕勤.《现代中医肾脏病学》人民卫生出版社.

（二）针刺法

处方 113

然谷、章门、水分、脾俞、肾俞、列缺、天枢、关元、足三里、复溜穴。

【操作】局部消毒，应用 28~30 号毫针无痛刺入患者的上述穴位，然谷穴，直刺，灸 3~5 分钟，留针 20~30 分钟，取章门穴，留针 20~30 分钟，以温肾助阳，化气行水。上肢肿加偏历穴；下肢肿加用阴陵泉穴；足背肿加商丘穴；尿少加水分、中极穴；便溏加天枢穴。或取水分、脾俞、肾俞、列缺、天枢、关元、足三里、复溜穴，平补平泻，留针 20~30 分钟，以温阳健脾，行气利水。10 天为 1 个疗程。

【适应证】IgA 肾病肺脾气虚证者。

【注意事项】针刺当日禁止沐浴。

【出处】李顺民，郑万善，韩素萍，等.《实用肾病临床手册》中国中医药出版社.

综合评按： 本节收录的外治法，可根据临床表现不同选用，咽喉疼痛、扁桃体肿大用耳穴及针刺疗效好；水肿用熏洗、敷药疗效好，也可参照"水肿"章节的外治法治疗；对于尿血针刺，脐疗效果好，也可参照"尿血"章节中的外治法来治疗。IgA 肾病发病多与外邪侵袭有关，且素体常有不足，中医讲"正气存内，邪不可干"，应提高自身身体素质，增强机体抵抗能力，可内服中药如玉屏风散之类以固表补虚。

第十二节　急性肾盂肾炎

急性肾盂肾炎是由各种常见的革兰阴性杆菌或革兰阳性球菌引起的炎

症性疾病，临床上有严重菌尿伴有寒战、高热、腰痛或肋脊角叩痛的一组综合征。急性肾盂肾炎的发病年龄多见于 20~40 岁的女性。男女比约 1∶10。任何致病菌都可以引起急性肾盂肾炎，但绝大多数为革兰阴性杆菌，如大肠杆菌、副大肠杆菌等，其中以大肠杆菌最为多见，约占 60%~70%。球菌主要为葡萄球菌及链球菌，但较少见。根据急性肾盂肾炎的临床表现，本病属于中医学的"热淋""血淋""腰痛"等。

1. 临床诊断

（1）病史：过去一般有尿路感染的病史，女性妊娠期及产褥期、尿路梗阻、截瘫曾行导尿者，易患本病。

（2）主要症状：发热、腰痛、尿频、尿急、尿痛等，亦有不少以血尿为主要症状者。

（3）主要体征：肾区叩击痛或上输尿管点（腹直肌外缘平脐处）及腰肋点（腰大肌与十二肋骨交叉处）压痛。

（4）实验室检查：①尿细菌学检查：清洁中段尿细菌培养菌落计数可以大于 1 万 /ml，另有一部分患者菌落计数为阴性；②尿常规检查：尿蛋白常为阴性或微量，尿沉渣内白细胞多显著增加，如发现白细胞管型，则有助于肾盂肾炎的诊断。尿红细胞可增加，仅少部分患者有较明显的镜下血尿（＜ 5/HP），极少数可有肉眼血尿；③尿白细胞检查：常有脓尿（又称白细胞尿），即清洁尿标本尿沉渣的白细胞 ≥ 5/HP；④血常规检查：血白细胞升高，并有中性粒细胞核左移；⑤血沉检查：可增快。

2. 中医分型

（1）膀胱湿热证：以膀胱、尿道刺激症状为主，小便短数、频急、灼热刺痛，排尿困难，尿少，少腹拘急胀痛，腰痛，甚则发热恶寒。舌质红，舌苔黄腻，脉濡数或脉滑数。

（2）肝胆郁热证：寒热往来，口苦口干，小腹胀痛不适，小便热涩混浊，大便或秘或溏。舌质红，舌苔薄黄，脉弦数。

（3）气阴两虚伴湿热证：小便频急，淋涩不已，反复发作，遇劳尤甚，伴头晕耳鸣，乏力多汗，腰膝酸软，手足心热。舌质红，舌苔少，脉细。

（4）肝肾阴虚伴湿热证：头晕耳鸣，腰膝酸软或腰痛，咽干口燥，尿频而短，小便涩痛，或伴低热，乏力，女性月经量少。舌质红，苔薄黄或苔少，脉弦细或细数。

（5）脾肾两虚伴湿热证：畏寒肢冷，神疲乏力，每因劳累则有腰腿酸痛，小便淋漓不尽，或有轻度浮肿，或有尿频数、尿急、尿热，排尿涩痛不畅，因寒或劳累易诱发。舌体胖质暗，苔白黏腻，脉沉细尺弱。

一、药物外治法

（一）穴位贴敷法

◈ 处方 114

红花、干姜、附片、黄芪等量。

【用法】上药用蜂蜜调和，再加少许沉香末。贴敷穴位：阿是穴、命门、肾俞、腰阳关、阳陵泉、通心穴。每日 1 次，每次贴敷 6 小时，连续贴敷 14 天。

【适应证】急性肾盂肾炎脾肾两虚者。

【注意事项】皮肤过敏或感染者禁用。

【出处】《中国民间疗法》2020，01：45-48.

◈ 处方 115

黄芪 20g，桂枝 10g，猪苓 10g，泽泻 10g。

【用法】上药研细末，以醋调和为膏。外敷气海、关元穴。每日 1 次。

【适应证】急性肾盂肾炎脾肾两虚型。

【注意事项】皮肤溃烂者、过敏者禁用。

【出处】《长春中医药大学学报》2019，06：105-1057，1071.、

◈ 处方 116

莴苣菜 1 把，黄柏 100g。

【用法】两味混合，捣融如膏，取药膏如枣大，放胶布中间，贴敷神阙、小肠俞、膀胱俞，每穴 1 张，每日换药 1 次。

【适应证】急性肾盂肾炎膀胱湿热证。

【注意事项】每穴贴敷不超过 8 小时，皮肤溃烂者、过敏者禁用。

【出处】王钢，陈以平，邹燕勤.《现代中医肾脏病学》人民卫生出版社.

（二）熏洗法

🥣 **处方 117**

益智仁 30g，沙苑子 15g，黄精 30g，扁豆花 12g，败酱草 30g，百条根 30g，沉香 6g，藿香 12g，甘松 15g。

【用法】上药每日 1 剂，加水煎 30 分钟，去渣后，温热坐浴，每日 1 次，每次 30~60 分钟。

【适应证】急性肾盂肾炎脾肾两虚型。

【注意事项】治疗期间需专人护理，控制水温、熏洗时间，要既能达到适宜的温度以助药力又能确保安全，有条件者建议使用恒温桶设定药液温度。对处方中中药成分过敏者须调整方剂，或停止该项治疗。皮肤破溃者禁用。

【出处】《福建中医药》2005，03：46.

🥣 **处方 118**

瓦松 60g。

【用法】水煎，取药液 1000ml，入盆，熏洗少腹及阴器，每日 1 次。

【适应证】急性肾盂肾炎膀胱湿热证。

【注意事项】孕妇禁用。

【出处】王钢，陈以平，邹燕勤.《现代中医肾脏病学》人民卫生出版社.

（三）热熨法

🥣 **处方 119**

食盐 250g。

【用法】炒热，装入布袋熨脐部、少腹部，1 天 1 次，1 次 40 分钟。

【适应证】急性肾盂肾炎脾肾两虚型。

【出处】《世界最新医学信息文摘》2016，57：146.

二、非药物外治法

（一）针刺法

处方 120

主穴：膀胱俞、中极、阴陵泉、委阳。配穴：小腹胀满加曲池；高热加合谷、曲池；两胁胀满，口苦，加行间。

【操作】局部消毒，应用 28~30 号毫针无痛刺入患者的穴位，膀胱俞直刺 0.5~1.0 寸，使局部酸胀，向臀部扩散；中极直刺 0.5~0.8 寸，使针感传至前阴和会阴部；阴陵泉直刺 0.5~0.8 寸，委阳直刺 0.5~1.0 寸。

【适应证】急性肾盂肾炎膀胱湿热者。

【注意事项】操作时各穴均行捻转提插，用泻法。

【出处】王钢，陈以平，邹燕勤.《现代中医肾脏病学》人民卫生出版社.

（二）耳针法

处方 121

取肾、脾、膀胱、三焦、内分泌、肾上腺。配穴：发热配耳尖放血，排尿疼痛加输尿管、尿道。

【操作】上述穴位交替取 3~5 个穴位，常规消毒后，用 0.5 寸毫针刺入，留针 20~30 分钟，隔日 1 次，10 次为 1 个疗程。

【适应证】急性肾盂肾炎肝胆郁热证者。

【出处】王钢，陈以平，邹燕勤.《现代中医肾脏病学》人民卫生出版社.

（三）中频脉冲电疗法

处方 122

双侧肾区、输尿管区。

【操作】中频电（100~150Hz）治疗，40 分钟 / 次，1 次 / 天，分 2 次完成，操作时患者取坐位，于双侧肾区、输尿管各放置 1 对正负极贴片，选择消炎镇痛处方程序，每天分 2 次进行持续 20 分钟的治疗，共治疗 7 天。

【适应证】急性肾盂肾炎脾肾两虚伴湿热证者。

【出处】《慢性病学杂志》2019，10：1506-1507.

（四）艾灸法

处方 123

选穴取中极、关元、气海、神阙。

【操作】艾条悬灸，每个穴位艾灸 15 分钟，隔日 1 次。

【适应证】急性肾盂肾炎脾肾两虚型。

【注意事项】灸后皮肤如有起疱，可用针灸针刺破水疱放出渗液，外敷无菌纱布。

【出处】《内蒙古中医药》2015，04：34.

综合评按：急性肾盂肾炎以湿热实证多见，治当清利湿热为主。但素体虚弱及急性肾盂肾炎恢复期阶段往往有虚实夹杂证候，不可忽视。恢复期乃湿热余邪未尽，而体质已虚。湿热证以热为主者往往伤及阴分，出现阴虚湿热证；湿热证以湿为重者往往伤气，致气虚夹湿证。对恢复期的治疗应予重视，否则迁延反复或转为慢性疾病，后患无穷。本病的急性发作阶段，邪气盛，可采用针刺、耳针方法以清热利湿，同时配合中药熏洗（清热利湿之类方药）以治疗其标，急性期腰痛及腹痛明显者可给予中频脉冲电疗法以缓解疼痛。急性期过后，可运用穴位贴敷、热熨、艾灸等方法以提高机体正气，增强抗病能力，巩固疗效，防病复发。同时，在急性期应采用中西医结合方法，口服清热利湿之中药汤剂，并根据药敏试验选择敏感抗生素。

第十三节 慢性肾盂肾炎

慢性肾盂肾炎是致病微生物感染引起的慢性炎症，主要侵犯肾间质和肾盂、肾盏组织。由于炎症的持续和（或）反复发生导致肾间质、肾盂、肾盏的损害，形成瘢痕，以至发生肾萎缩和或慢性肾衰竭。患者可能仅有腰酸和（或）低热，可无明显的尿频、尿急和尿痛症状，其主要表现是夜尿增多、尿中有少量白细胞和蛋白等。患者常有长期或反复发作的尿路感染病史，晚期可出现肾功能不全甚至尿毒症。本病属于中医学的"淋证（劳淋）""虚劳"等范畴。淋证是指因饮食劳倦、湿热侵袭导致的以肾虚、膀胱湿热、气化失司为主要病机，以小便频急、淋沥不尽、尿道涩痛、小腹拘急、痛引腰腹为主要临床表现的一类病证，遇劳易发是劳淋的特征表现。腰痛是指腰部感受外邪，或因劳伤，或由肾虚而引起气血运行失调，脉络绌急，腰府失养所致的以腰部一侧或两侧疼痛为主要症状的一类病证。虚劳又称虚损，是由于禀赋薄弱、后天失养及外感内伤等多种原因引起的，以脏腑功能衰退、气血阴阳亏损、日久不复为主要病机，以五脏虚证为主要临床表现的多种慢性虚弱证候的总称。

1. 临床诊断

（1）尿路感染史在 1 年以上，抗生素治疗效果不佳者。

（2）膀胱穿刺尿细菌培养灭菌前、后均阳性，且为同一菌株生长者。

（3）经治疗症状消失后仍有肾小管功能减退，排除其他原因所致者。

（4）肾脏指数 ≤ 45%（一侧或双侧），集合系统显著分离（排除梗阻）者。以上 4 项全部阳性即可诊断为慢性肾盂肾炎；也有专家认为慢性肾盂肾炎的诊断有赖于典型病理表现或 X 线静脉肾盂造影的特殊征象，即局灶的粗糙的皮质瘢痕，伴有附属的肾乳头收缩和肾盏的扩张和变钝。

2. 中医分型

（1）气阴两虚，湿热留恋：腰部酸痛，食欲减退，倦怠乏力，尿频、尿急、尿痛或小便淋沥不畅，反复发作，低热或者手足心热，口干舌燥，舌边有齿痕，苔少或舌根苔黄腻，脉细弱或者细数无力。

（2）肾阴不足，湿热稽留：眩晕耳鸣，腰膝酸软，尿频、尿急、尿痛或小便淋沥不畅，反复发作，时有低热或五心烦热，夜寐不安甚则盗汗，或有血尿，舌红苔少或舌根苔黄腻，脉细数或虚数。

（3）肝胆郁热，湿热内蕴：胁肋胀痛，伴恶心纳呆，厌食油腻，口干且苦，尿频、尿急、尿痛或尿黄或小便淋沥不畅，反复发作，舌红苔腻，脉沉滑数。

（4）脾肾气（阳）虚，湿浊缠绵：腰膝酸软，食少神疲，少腹坠胀，每逢劳累则见尿频、尿急、尿痛或者小便淋沥不畅，甚则畏寒肢冷，面浮肢肿，夜尿频，稍用力则尿自遗，舌淡，苔薄白润，脉沉细无力。

（5）瘀血阻络，湿热郁结：肋腰刺痛酸胀，少腹胀痛，尿频、尿急、尿痛或小便淋沥不畅反复发作，舌质紫暗或有瘀斑，脉细涩。

一、药物外治法

穴位贴敷法

处方 124

黄芪 20g，肉桂 10g，猪苓 10g，泽泻 10g。

【用法】上药研细末，以醋调和为膏。外敷气海、关元穴。每日 1 次。

【适应证】慢性肾盂肾炎脾肾阳虚型。

【注意事项】每穴每日贴敷不超过 8 小时，防止过敏。

【出处】《长春中医药大学学报》2019，06：1056–1057，1071.

二、非药物外治法

（一）艾灸法

处方 125

取穴：关元、气海、足三里、脾俞、肾俞。

【操作】艾条温和灸，每日 1 次，每穴每次 10~15 分钟，1 个月为 1 个疗程，共 3 个疗程。

【适应证】慢性肾盂肾炎脾肾两虚型。

【注意事项】灸后皮肤如有起疱，可用针灸针刺破水疱放出渗液，外敷无菌纱布。

【出处】《中国中医药科技》2011，01：5.

（二）火龙灸法

处方 126

患者背部穴位。

【操作】令患者裸背俯卧于床上，取督脉大椎至长强的脊柱部位及从两侧的足太阳膀胱经附分至秩边的脊柱两旁，常规消毒后在其上覆盖纱布，然后再在纱布上铺生姜末如梯状，厚度约 1cm，宽约 6cm，最后在姜末上面平铺艾绒，厚度 1cm，宽约 6cm，然后点燃艾绒，连续灸治 3 次后，把姜末和艾灰去除，然后用湿热毛巾把治疗部位擦干净。嘱患者仰卧于床上，取任脉膻中至耻骨结节的胸腹部，常规消毒后在治疗部位覆盖纱布，然后再在纱布上铺生姜末如梯状厚度约 1cm，宽约 6cm，最后在姜末上面平铺艾绒，厚度 1cm，宽约 6cm，然后点燃艾绒，连续灸治 3 次后把姜末和艾灰去除，然后用湿热毛巾把治疗部位擦干净。

【适应证】慢性肾盂肾炎脾肾气（阳）虚，湿浊缠绵者。

【注意事项】该操作方法有烧伤风险，操作者应谨慎使用，操作结束后要让患者饮 400ml 水。

【出处】《中国医药指南》2013，15：282–283.

（三）百笑灸法

处方 127

三焦俞、肾俞、志室、命门、腰阳关、委中。

【操作】环境安静、舒适，患者情绪放松、呼吸和缓。患者取裸背俯卧位，充分暴露穴位。施灸时，先用胶布将灸筒固定于欲灸的穴位上，然后拔开磁条盖，将磁灸炷放入灸盖内，点燃灸炷后扣合在灸筒上。左右旋转筒身，通过调节进气孔大小，或升降筒盖调节灸温，使灸温适中，以患者感到局部温热、舒适，并使局部出现红晕为度。每磁灸炷可燃烧 30 分钟，待皮肤热感消失，灸筒壁凉，灸炷即燃烧完毕。

【适应证】慢性肾盂肾炎脾肾两虚者。

【注意事项】灸后皮肤如有起疱，可用针灸针刺破水疱放出渗液，外敷无菌纱布。

【出处】《中西医结合护理》2018，04：63-65.

（四）蜡疗法

处方 128

肾区皮肤。

【操作】涂 1mm 厚左右的石蜡，再在其上放置相应的蜡块，每次 30~40 分钟。

【适应证】慢性肾盂肾炎所致的腰酸痛、尿频及尿急。

【出处】周汝翔.《实用疗养学》辽宁人民出版社.

（五）针刺法配合耳针法

处方 129

取穴肾俞、脾俞、足三里、关元、中极、三阴交、委中、飞扬、复溜、归来穴，可配耳针肾区、膀胱区、肾上腺区等，根据不同证候取穴和配穴。

【操作】局部消毒，应用 28~30 号毫针无痛刺入患者的穴位，得气后留针 20 分钟。

【适应证】慢性肾盂肾炎肝胆郁热，湿热内蕴证者。

【注意事项】操作时采用泻法。

【出处】《中医药临床杂志》2019，04：796-797.

（六）皮针法

处方 130

取三阴交、曲泉、关元、曲骨、归来、水道、腹股沟、夹脊（14~21 椎）

【操作】用皮肤针自上而下，或自下而上循经叩打，以皮肤红润为度。1 日 1 次。

【适应证】慢性肾盂肾炎肾阴不足，湿热稽留者。

【注意事项】凝血时间延长或者长期服用抗凝药物者禁用。

【出处】《中医药临床杂志》2019，04：796-797.

（七）推拿法

处方 131

腹部及腰背部。

【操作】先用掌按小腹部，重点为关元、中极、气海、水道，继用拇指按揉足三里、三阴交，最后用掌擦腰脊部，重点为气海俞、膀胱俞、脾俞、肾俞。每日 1 次，1 次 40 分钟。

【适应证】慢性肾盂肾炎气阴两虚，湿热留恋者。

【注意事项】腰背部有外伤者禁用。

【出处】《中医药临床杂志》2019，04：796-797.

（八）中频脉冲电疗法

处方 132

肾俞、气海俞、腰阳关、阿是穴。

【操作】使用中频电疗仪，取患者阿是穴或者是沿着膀胱经、督脉进行取穴，并在所选择穴位上贴好配套电极片，进行电刺激，每次 20 分钟，每日 1 次。

【适应证】慢性肾盂肾炎脾肾两虚者。

【出处】《临床医药文献电子杂志》2019，88：15.

综合评按：慢性肾盂肾炎有反复发作、遇劳即发的特点，辨证当属于中医的"劳淋"范畴，病机多为气阴两虚，膀胱湿热为主，久病多见气虚证候；如同时日久伤阴，合之成为气阴两虚为本，膀胱湿热为标，证属虚实夹杂。故治当益气养阴治本，清利解毒治标，标本兼顾，方能合拍。根据该病的病机特点，常用的且效果好的外治法为灸法（艾灸、火龙灸等），在穴位上施以适当的温热刺激，可通过经络的传导作用达到治病和保健的目的。对于人体免疫力低下所引起的疾病是最理想的方法，具有良好的抗感染的作用。常用灸的穴位为关元穴、足三里、脾俞、气海、肾俞，关元穴为足三阴、任脉之会，具有培补元气、导赤通淋的作用；气海有强壮作用，为保健要穴；足三里为足阳明胃经要穴，具有健脾和胃、宁神定志、益气回阳、调和气血、通经活络、强身健体等作用；脾俞具有健脾和胃、利湿升清作用；肾俞具有益肾助阳、强腰利水作用。其他外治法比如针刺、穴位贴敷、推拿、中频电疗等也是通过穴位刺激来起到治疗作用。

第十四节 肾性尿崩

肾性尿崩症是指在抗利尿激素（ADH）血中水平正常或轻度增高时，肾浓缩尿液功能失常，而排出大量稀释尿。各种原因造成的远端肾小管和集合管对水重吸收功能障碍都可导致本病。先天性者与遗传因素有关，系伴性隐性遗传病。其他亦可继发于肾盂肾炎、低钾血症、高钙血症、间质性肾炎、髓性多囊症和范科尼综合征等。本病又称为肾源性水转输疾病或尿浓缩疾病。肾性尿崩症临床表现为多饮、多尿、烦渴，或伴有形体消瘦，气短乏力。中医学无"肾性尿崩症"一名，据其临床表现，可分别归属"消渴""小便失禁"等范畴。

1. 临床诊断

（1）症状：多饮、多尿、烦渴为特征，可伴有消瘦、乏力、纳差、腰酸等症状。

（2）实验室检查：尿比重在 1.001~1.005 之间；加压素及高渗盐水试验无反应。

2. 中医分型

（1）肺脾气虚证：少气懒言，倦怠乏力，食少腹胀，小溲量多质清，舌淡苔薄，脉虚弱。

（2）气阴两虚证：多尿，烦渴多饮，皮肤干燥，口干少津，气短乏力，舌红，边有齿印，苔少，脉细弱。

（3）阴津不足证：口干舌燥，渴喜冷饮，五心烦热，夜寐不宁，或发育迟缓，智力低下，大便干结，舌光红、瘦薄少津、苔微黄，脉细数。

（4）肾阳衰微证：身体极度羸弱，可有智力障碍，容颜憔悴，溲清如水，下半身不温，遗精、滑精，舌淡，少苔，脉弱尺部沉微。

一、药物外治法

（一）穴位贴敷法

🥣 处方 133

人参 10g，补骨脂 10g，怀山药 10g，玄参 15g，麦冬 15g，鹿茸粉 2g。

【用法】上研细末备用。取上药 5g，用黄酒少许，调成糊状，贴敷于涌泉穴，每 48 小时更换 1 次，3 次为 1 个疗程。

【适应证】肾性尿崩肾阳虚者。

【注意事项】贴敷后注意保暖，以固护肾阳。

【出处】李顺民，郑万善，韩素萍，等.《实用肾病临床手册》中国中医药出版社.

（二）穴位注射法

🥣 处方 134

生理盐水。

【用法】取阴陵穴（双）、三阴交（双）。采用 5ml 注射器 0.6 号针头抽取生理盐水注射液 1ml，准确定位后，常规消毒皮肤，用拇指与食指分别向两边皮肤撑开绷紧，快速刺入穴位，提插得气后，回抽无血液，即可将药物注入，每穴 0.5ml。隔日治疗 1 次，10 次为 1 个疗程。

【适应证】尿崩症阴津不足证者。

【出处】《吉林中医药》2008，12：905-906.

二、非药物外治法

（一）针刺法

🥣 处方 135

第 1 组：取阴陵泉、三阴交、肺俞、足三里；第 2 组：取三阴交、关元、肾俞，或气海、命门、腰俞；第 3 组：取海泉、涌泉、聚泉、水泉，适用于肾阳虚型。

【操作】局部消毒，第1组穴位以补法为主。第2、3组平补平泻。每日1次，7天为1个疗程。

【适应证】肾性尿崩肾阳衰微证者。

【注意事项】操作结束后覆被保暖，操作当日禁止沐浴。

【出处】李顺民，郑万善，韩素萍，等.《实用肾病临床手册》中国中医药出版社.

（二）耳针法

处方 136

取耳部肾穴、缘中、膀胱、胃、尿道。

【操作】上述穴位交替取3~5个，常规消毒后，用0.5寸毫针刺入，中等刺激，留针20~30分钟，隔日1次，10次为1个疗程。

【适应证】肾性尿崩症肺脾气虚证者。

【出处】王钢，陈以平，邹燕勤.《现代中医肾脏病学》人民卫生出版社.

（三）拔罐法

处方 137

肾俞、命门、气海、关元；脾俞、肺俞。

【操作】将酒精棒稍蘸95% 乙醇，用酒精灯或蜡烛燃着，将带有火焰的酒精棒一头，往罐底一闪，迅速撤出，马上将火罐扣在上述穴位上，此时罐内已成负压即可吸住。留罐10分钟，每日1次。

【适应证】肾性尿崩症气阴两虚证者。

【注意事项】该操作需要用乙醇点燃，操作需要谨慎，防止烧伤。

【出处】李顺民，郑万善，韩素萍，等.《实用肾病临床手册》中国中医药出版社.

（四）艾灸法

处方 138

气海、肾俞、关元、命门穴，神疲乏力加胃俞、三阴交穴。

【操作】清艾条行温和灸法，每穴每次灸15分钟。每日1次，每周6次，2周为1个疗程。

【适应证】肾性尿崩肺脾气虚者。

【注意事项】操作后注意腰腹部保暖。

【出处】《陕西中医》2008，03：364.

综合评按：肾性尿崩症临床症状虽有异同，但其病机不外"虚损"二字，或肺脾气虚，或肾阳亏虚，或气阴两虚，或肾阴枯竭。《内经》云"损者益之""劳者温之"，故而温补为该病之大法，临床根据不同表现及病机，分别采用温补肺之气、肾阳之气，或气阴两补，或滋阴为主，总之，补其不足，使阴阳平衡以达祛病之目的。本节收录的外治法，大多采用局部穴位刺激方法，如针刺、艾灸及穴位贴敷等治疗主要以固护胃气，补脾益肾，促进肾的固摄作用。疗效较好的外治法为艾灸、穴位贴敷。本病文献报道较少，肾性尿崩原发性较少，常继发于其他疾病，治疗上，应采用中西医结合方法，针对原发病采取积极有效的治疗，并结合外治法增强疗效，缩短病程。

第十五节　肾性糖尿

肾性糖尿是指血糖正常，但持续或间歇出现尿糖者，病变主要为近端小管功能减低。本病可为原发性或继发性，前者指仅有肾小管重吸收功能障碍，而无肾脏其他功能障碍，有遗传性和家族性，故称单纯性或家族性肾性糖尿。继发性糖尿包括多种肾脏疾病及全身性疾病或药物和毒物引起的肾小管功能障碍。本篇着重介绍单纯性肾性糖尿。正常血浆内葡萄糖从肾小球完全滤过，在近端肾小管几乎全部重吸收，故血糖正常时，尿中不出现糖。当血糖升高，肾小球滤液中葡萄糖浓度超过肾小管重吸收能力，尿中出现糖，此乃糖尿病。肾性糖尿的特征：血糖正常，尿中出现糖。根据肾糖阈及肾小管葡萄糖最大重吸收率（TMG），可分为 A、B 两类，两类肾糖阈均降低，A 型 TMG 降低，是由于转运率下降或转运体数量减少；B 型 TMG 不减低，其原因在于转运体与葡萄糖的亲和力下降，使得葡萄糖不能被全部重吸收而发病。对原发性肾性糖尿如无症状一般不需治疗，低血糖者，可补充血糖。继发性者主要是治疗基础疾病。肾性糖尿以尿甜为主症，可伴有多饮、多食、消瘦，在古代文献中无肾性糖尿的专门记载。据其临床表现，本病多属中医学之"消渴""虚劳"范畴。

1. 临床诊断

（1）常有家族史。

（2）无糖尿病史，长期观察亦不发展为糖尿病。

（3）无肾病的证据，肾功能正常。

（4）一般情况下全部尿标本（包括空腹晨尿）均呈尿糖阳性，尿糖量随饮食而波动，日尿糖量一般 < 20~30 克。

（5）尿中的糖均为葡萄糖，排除其他糖类及其他能还原硫酸铜的物质。

（6）无糖尿病的表现，血糖正常，口服葡萄糖耐量试验曲线正常，糖类化合物储存利用正常。

2. 中医分型

（1）肾阴亏虚型：尿频量多，混浊如脂膏，或尿甜，口干唇燥。舌红，脉沉细数。

（2）肺肾阴虚型：烦渴多饮，口干舌燥，小便频数量多，尿如脂膏，味甜质红，脉沉细而数。

（3）脾胃气虚型：尿量较多，口渴，饮水不多，形体消瘦，疲乏无力。舌淡苔白，脉弱。

（4）气阴两虚型：尿多或稠，神疲乏力，口干口渴，潮热盗汗，形体消瘦。舌质淡或红，脉沉细而数。

（5）阴阳两虚型：尿多或稠黏，形寒肢冷，腰背酸痛，形体消瘦。舌淡苔白，脉沉细或迟。

一、药物外治法

（一）中药离子导入法

🥣 处方 139

苍术 10g，黄芪 10g，黄连 5g，生地 10g，鬼箭羽 10g，泽泻 10g。

【用法】导入液的制备：按处方比例，选取地道药材，采取蒸馏、浓缩提取工艺，制成含生药 50% 的提取液，再用超声震荡法加 3% 的氮酮（促透皮吸收剂）装瓶灭菌备用。选穴及操作方法：主穴：肺俞、肾俞、足三里、脾俞、三阴交。治疗时每次选主穴 4 个，配穴 2 个，然后将 10ml 药液浸渍于离子导入机电极板布套的肤侧面，对准已选穴位，固定好电极后，再行开机。电流量宜从小量开始，调至患者能耐受为度，每次 30 分钟，每日 1 次，10~15 次为 1 个疗程，间隔 1 周再行下一个疗程。

【适应证】肾性糖尿气阴两虚型。

【出处】《现代中西医结合杂志》2014，34（6）：3797.

（二）穴位贴敷法

处方 140

太子参 30g，生地 30g，枸杞 30g，天花粉 30g，玄参 30g，干姜 8g，白芥子 8g，荔枝核 40g。

【用法】上药共研细末，过 100 目筛，贮瓶备用。取穴：肺俞、脾俞、肾俞、关元、胃俞。治疗时，每穴取药末 3g，用生姜汁调成膏状，贴敷于所选穴位。每次选 3~4 穴，24 小时换药 1 次，15 次为 1 个疗程，间隔 5 天再进行下一个疗程。

【适应证】肾性糖尿肺肾阴虚型。

【注意事项】皮肤过敏及破损化脓者禁用。

【出处】莫文丹.《穴敷疗法聚方镜》广西民族出版社.

（三）熏洗法

处方 141

透骨草 30g，桂枝 18g，川椒 30g，艾叶 10g，木瓜 30g，苏木 50g，红花 12g，赤芍 30g，白芷 12g，川芎 15g，川乌 10g，草乌 10g，生麻黄 10g。

【用法】将上方加热（50~70℃），倒入套有 1 次性袋子的熏洗木桶或足浴器内，放上薰药支架并检查其稳固性。嘱患者将熏洗部位置于支架上，用治疗巾或治疗单覆盖。测量水温 38~40℃时，将患者双足浸入药液中 15~20 分钟。注意观察和询问患者有无不适，了解其生理及心理感受。熏洗完毕，擦干皮肤。

【适应证】肾性糖尿阴阳两虚型。

【注意事项】治疗期间需专人护理，控制水温、熏洗时间，要既能达到适宜的温度以助药力又能确保安全，有条件者建议使用恒温桶设定药液温度。对处方中中药成分过敏者须调整方剂，或停止该项治疗。皮肤破溃者禁用。

【出处】《北京中医药》2014，30（10）：759.

（四）穴位注射法

处方 142

黄芪注射液。

【用法】取穴脾俞、肾俞、胃俞、足三里、三阴交，常规皮肤消毒后，用装 5 号短针头的 5ml 灭菌注射器抽取药液，快速垂直刺入穴位，得气后抽回血，再将药液缓缓注入穴中，每穴 1ml，隔天治疗 1 次，10 次为 1 个疗程。

【适应证】肾性糖尿阴阳两虚型。

【注意事项】黄芪过敏者禁用。

【出处】《中医临床研究》2015，26（12）：70.

二、非药物外治法

（一）针刺法

处方 143

脾俞、胃俞、足三里、三焦俞，多尿、腰酸、潮热、盗汗者加肾俞、关元。

【操作】常规皮肤消毒后，采用 2 寸长针，快速垂直刺入穴位，采用中强度刺激，以得气为度。采用补法，均针双侧，留针 30 分钟，每 10 分钟行针 1 次。每次选三四穴，每日或隔日 1 次，10 次为 1 个疗程。

【适应证】肾性糖尿气阴两虚型。

【出处】《针灸临床杂志》2014，36（7）：60.

（二）电针法

处方 144

取穴为髀关透伏兔、风市透中渎、风市透伏兔、阳陵泉。

【操作】用 26 号长针从髀关斜向伏兔穴，进针 3~4 寸；风市斜向中渎穴，进针 3~4 寸；从风市斜向伏兔穴进针 3~4 寸，阳陵泉直刺。接上脉冲电流仪，选用疏密波，电流、温度以患者能忍受为止，通电 15~20 分钟。

【适应证】肾性糖尿阴阳两虚型。

【注意事项】电针结束当日避免沐浴，防止"外邪"侵袭。

【出处】李顺民，郑万善，韩素萍，等.《实用肾病临床手册》中国中医药出版社.

（三）耳穴压豆法

处方 145

以内分泌、肾、脾、肺等穴位为主。

【操作】将嵌入王不留行籽的胶布贴在选定的穴位敏感点上，并嘱患者每天按压 5~6 次，每次按压 2~3 分钟，以耳廓发热或敏感点出现轻微疼痛为度。每隔 3 天贴 1 次，5 次为 1 个疗程，持续 3 个疗程。

【适应证】肾性糖尿脾胃气虚型。

【出处】李顺民，郑万善，韩素萍，等.《实用肾病临床手册》中国中医药出版社.

（四）艾灸法

处方 146

选穴脾俞、章门、肾俞、足三里、三阴交、关元。

【操作】采用艾条灸法以患者感觉局部温热能忍受为度，每次每穴灸 10~15 分钟，每日 2 次，10 天为 1 个疗程。

【适应证】肾性糖尿阴阳两虚型。

【注意事项】操作时应谨慎，避免烫伤，操作结束后注意保暖。

【出处】田从豁，臧俊岐.《中国灸法集粹》辽宁科学技术出版社.

综合评按： 原发性肾性糖尿无症状者，从肾论治，可结合药理去选择有降尿糖作用的中药。治疗此病重点在于消除症状，补益肾元。对尿糖丢失过多的患者，适当补充高糖、高蛋白饮食，防止低血糖的发生。由于本病为遗传性疾病，而且临床症状不甚显著，且随着年龄增长并不演变为糖尿病，据此，西医认为本病无须治疗。我们认为，葡萄糖从尿中长期丢失，对人体有害无益，因此，根据临床表现，运用中医药理论，进行辨证施治，外治与内服并重，始终固护后天脾胃，以助气血生化，可增强疗效。本节收录的外治法中，经穴离子导入法，融药疗、电疗、穴位刺激于一体，可激发肾气，增强固摄作用，安全可靠，临床常用，效果较好。熏洗疗法、浴足疗法寓治疗于日常生活之中，适宜于院外或家庭治疗的患者长期应用。

第十六节　过敏性紫癜性肾炎

过敏性紫癜所导致的肾脏损害为过敏性紫癜性肾炎。过敏性紫癜是由于机体对某种或某些物质（病因不完全明确）过敏而发生变态反应，导致免疫性毛细血管及小动脉炎症、毛细血管脆性及通透性增加，血液外渗，出现皮肤、黏膜及某些脏器出血；血管病变处有 IgA 和补体成分沉积为病理基础的临床综合征。过敏性紫癜病变广泛，可累及皮肤、黏膜、滑膜、浆膜和肾脏等。过敏性紫癜性肾炎（简称紫癜性肾炎）多见于儿童及青少年，20 岁以上发病者少见；春、秋季节发病较多，成人男女发病率无显著差别。传统中医学对过敏性紫癜或紫癜性肾炎并未作为独立病证加以认识。据其皮肤红紫疹、腹痛、关节疼痛、便血、尿血等主要证候特点，可归属中医于"血证"范畴。

1. 临床诊断

（1）斑点状紫癜，常见于臀部和下肢，常有腹痛和关节痛。

（2）病中或紫癜后，出现血尿，或伴有蛋白尿和管型尿，血小板计数正常。

（3）确诊需在此基础上，肾组织活检证实有系膜增生性病理改变和肾小球内以 IgA 为主的沉积物。

2. 中医分型

（1）风邪袭表，邪热内蕴型：突然发病，两上下肢，甚则少腹、臀部出现红色，自觉经常瘙痒，继之斑点转为紫色，兼有腹痛或关节疼痛。尿赤，舌质略红，苔白或薄黄，脉浮滑有力。

（2）里热炽盛，血热妄行型：紫癜反复不愈，以上下肢远端、少腹部及臀部为明显，分布较稠密，此起彼伏，退后骤起，尿涩赤，尿色略深或暗红或血尿。舌红或略黄，脉滑数。

（3）热灼津液，瘀血内阻型：皮肤紫癜，成批出现，此起彼伏，色紫暗，以上下肢伸侧、足背为密，白睛有紫红色血络，胞睑灰暗。腹痛夜甚，便干，尿赤，尿血。舌暗红，舌下青筋紫暗。舌苔薄黄，脉涩或弦数。

（4）肾阴亏损，阴虚火旺型：皮肤紫，色红或紫红，以下肢、少腹为主，纳谷不香，头昏，腰膝酸软，五心烦热，或盗汗，潮热。舌红，少苔，脉细数。

（5）脾气亏虚，气不摄血型：少腹、上下肢皮肤见散在紫斑。斑色暗淡，时起时劳则加重，反复发作，尿赤尿血，心悸气短，乏力倦怠、头昏、纳差、面色萎黄。舌质淡，苔白，脉弱。

（6）阳虚失运，水湿停滞型：紫癜消退，面色㿠白，神倦无力，周身浮肿，腰酸膝软，畏寒肢冷，纳呆，尿少，便溏。舌质淡，苔薄白，脉沉缓无力。

（7）脾肾阳衰，浊邪上逆型：紫癜已退，但面色晦滞，精神萎靡，嗜睡，气短、脘胀闷，纳食少，畏寒肢冷，腰酸腿软，恶心呕吐，皮肤干燥瘙痒，浮肿、泄泻或大便不爽，尿少或尿闭。舌质淡胖，苔白，脉沉细弱。

一、药物外治法

（一）中药灌肠疗法

🥄 处方 147

仙鹤草、延胡索、荷叶、白芍各 10g，甘草 5g。

【用法】采用水煎方式将药物熬制成药液。令患者将大便排尽，使用温水为其清洗肛周部位并涂抹适量润滑油。取膝胸位，若患者不耐受或年龄较大可取左侧位，并在其臀下位置垫上棉垫，并将臀部向上抬高 10cm。将之前备用的中药药液加热至温热状态，约 37℃，后倒入空液体瓶内。将去掉头皮针的输液器，插入导尿管。在患者臀部下方垫好治疗巾、橡胶单，并将输液管中的空气排出，将输液器关闭。将导尿管前端润滑，缓慢插入患者肛门，观察患者耐受情况。导尿管插入深度控制在 25cm 左右，将输液器开关打开，滴速调整为 200 滴 / 分。灌肠结束后关闭输液器，将导尿管缓慢拔出。令患者保持左侧卧位 15 分钟，之后可改为仰卧，但仍需将臀部抬高 10cm，持续 0.5~1 小时。灌肠治疗每天 1 次，1 个疗程为 4 周。儿童灌肠液 30~50ml。

【适应证】过敏性紫癜性肾炎伴有腹痛属里热炽盛，血热妄行型者。

【注意事项】近期行痔疮手术、肛周脓肿及腹泻者禁用。

【出处】《中国中西医结合儿科学》2010，06：512-513.

（二）沐足法

🥣 处方 148

白鲜皮 15g，冬瓜皮 15g，牡丹皮 15g，茯苓皮 15g，地骨皮 15g，荆芥 10g，防风 10g，醋乳香 10g，醋没药 10g，牛膝 10g，紫草 10g，青黛 3g，赤芍 10g，鸡血藤 30g，地肤子 15g，生地黄 10g。

【用法】水煎，每次 500ml，每日 2 次泡洗双下肢，水温 38℃，每次 15 分钟。

【适应证】过敏性紫癜性肾炎属阳虚失运，水湿停滞型者。

【注意事项】皮肤破损及化脓者禁用。

【出处】《中医杂志》2014，01：68-69.

🥣 处方 149

紫草、仙鹤草、伸筋草各 30g，荆芥、防风、苦参等各 15g。

【用法】将上述药物装入纱布袋，置入 3000ml 容器中，加水煮沸后，温火煎 30 分钟，煮沸 10 分钟后煎取 1500~2000ml 药液，将煎好的药汤趁热倒入浴具内，暴露患儿双腿部，先用药热气熏蒸约 5~10 分钟，再用毛巾浸汁热敷局部，待药液温度降到 40℃时，嘱患儿将双足置于浴具内，药液泡洗患处约 15~20 分钟，用无菌纱布擦干。每日 2 次，每次 20~30 分钟。以 7 天为 1 个疗程。

【适应证】过敏性紫癜性肾炎阳虚失运，水湿停滞型者。

【注意事项】治疗期间需专人护理，控制水温、熏洗时间，要既能达到适宜的温度以助药力又能确保安全，有条件者建议使用恒温桶设定药液温度。对处方中中药成分过敏者须调整方剂，或停止该项治疗。皮肤破溃者禁用。

【出处】《云南中医学院学报》2013，03：74-76.

二、非药物外治法

（一）艾灸法

🥣 **处方 150**

取合谷、曲池或足三里、三阴交等穴。

【操作】用温和灸，每次 15~30 分钟（每穴 5~7 分钟），至局部皮肤红晕为度。每天 1 次，6 次为 1 个疗程，连续治疗 2 个疗程。

【适应证】过敏性紫癜性肾炎属脾气亏虚，气不摄血型者。

【注意事项】操作时避免烫伤，结束后注意保暖。

【出处】《实用中医药杂志》2003，02：88-89.

（二）耳穴压豆法

🥣 **处方 151**

内分泌、肾上腺、过敏点、肝、肺、风溪穴。

【操作】进行常规消毒，之后将王不留行籽粘于 7mm×7mm 的胶布中间，贴于患者的耳穴处，并用食指指腹进行轻微按压，并询问患者的"得气"感，最后根据患者病情的需要，留籽 1~3 天。

【适应证】过敏性紫癜血尿属风邪袭表，邪热内蕴型者。

【出处】《贵州医药》2018，09：1103-1105.

（三）针刺法

处方 152

合谷、大椎、脾俞、足三里、三阴交。

【操作】局部消毒，采用仰卧位 2 寸或 2.5 寸毫针刺入穴位 1.5 寸，要求有触电样感，再留针 15 分钟。隔日针治 1 次，5 次为 1 个疗程，疗程间隔休息 3 天，继续下一个疗程。

【适应证】过敏性紫癜血尿属肾阴亏损，阴虚火旺型者。

【出处】《内蒙古民族大学学报》2010，05：125-126.

综合评按：中西医结合治疗过敏性紫癜肾炎效果较佳，也是近年应用较多的方法。西医无特异方法，对于重症患者，强调采用肾上腺皮质激素、免疫抑制剂、抗凝治疗以防止肾衰，中医强调整体辨治，攻补适宜，如把两者有机结合起来，可以取长补短，如可减少肾上腺皮质激素及免疫抑制剂的毒副反应，又可变相提高机体的免疫能力及抗过敏能力，从而协同提高疗效。对于本病来讲，外治法联合辨证中药汤剂口服，常取得较好疗效，中药内服加灌肠可降浊排毒，中药内服联合熏洗可缓解水肿症状，配合耳穴、艾灸及针刺，缓解皮肤紫癜、腹痛、血尿及蛋白尿等症状。应注意，在皮肤紫癜明显情况下，可暂不用针刺，可选用其他外治法。

第十七节　系统性红斑狼疮性肾炎

系统性红斑狼疮（SLE）是一种常见的侵犯全身结缔组织的自身免疫性疾病，病变可累及多个器官和组织。SLE 的肾脏病变即狼疮性肾炎（LN）。美国的统计资料表明，本病的患病率为 50/10 万，每年新患者为 7.6 万。上海地区的调查资料反映本病的患病率为 70/10 万，其中女性患病率要高达 113/10 万，尤其是生育期年龄的女性。SLE 患者中约 70% 有明显肾脏损害的临床表现，肾活检光镜显示肾损害达 90%，结合免疫荧光镜和电镜则几乎 100% 有肾脏病变，主要由免疫复合物在肾脏沉积而引起，其最主要病变在肾小球，而肾小管和间质病变也很常见。肾脏病变的严重程度直接影响 SLE 的预后。狼疮性肾炎临床上以发热、关节炎、皮疹及肾脏损害症状为主要表现。狼疮性肾炎既可与系统性红斑狼疮其他临床表现同时出现，也可为直发表现。在中医文献上可见于"阴阳毒""温毒发斑""热痹""水肿""腰痛""虚劳"等病中。

1. 临床诊断

（1）症状：①肾内症状：以程度不等的蛋白尿及镜下血尿为多见，伴有管型尿、高血压、肾功能损害。狼疮性肾炎也可以出现明显的远端和近端肾小管异常；②肾外症状：皮疹、关节疼痛、发热、口腔溃疡、贫血、胸膜炎、精神异常等。

（2）体征：①常见面部有蝴蝶斑、弥漫性斑血疹、盘状红斑样皮肤损害；②亦可出现皮肤血管炎性病变（皮下结节、溃疡、皮肤或手指坏死等）、光敏感、荨麻疹、大疱、多形红斑、眼睑水肿、扁平苔藓样变和皮脂；③水肿、高血压、血尿。

（3）实验室检查：①贫血：为溶血性贫血，约 80% 的患者有中等程度贫血（正常细胞形态，正色素性贫血），血小板减少伴网织红细胞增多，约 14% 患者全血细胞减少。②血沉增快：90% 患者血沉增快。③血浆蛋白改变：血浆白蛋白降低，可能与尿中蛋白丢失及肝脏合成能力下降有关。球蛋白显著增高，电泳显示 γ 球蛋白明显增高。④血浆抗核抗体或抗 DNA 抗体阳性，排除了药物诱导的"狼疮综合征"，间接免疫荧光法测定可见膜状分布。抗 SM 抗体（抗 ENA 抗体）的阳性率约 20%~30%，但特异性很强。免疫复合（DNA 抗 DNA 复合物）可为阳性。⑤血清补体下降：血清总补体及 C3、C4、C2 均明显下降。⑥ FDP 增高：血及尿纤维蛋白降解产物增高。⑦尿常规：可表现为单纯蛋白尿，亦可见血尿、白细胞、红细胞等。⑧肾功能正常或减退。

2. 中医分型

（1）热毒炽盛型：壮热口渴，烦躁，全身乏力，关节疼痛，肌肤发斑，颜面紫红，或衄血，尿血，大便干结，神昏谵语。舌质红润、红绛或紫暗，苔黄腻或黄干，脉弦数。

（2）肝肾阴虚型：两目干涩，五心烦热，咽干口燥，发脱齿摇，腰膝酸软或疼痛，或长期低热，盗汗，头晕耳鸣，溲赤便红。舌嫩红，苔少或光剥，脉细数。

（3）脾肾阳虚型：眼睑或全身浮肿，腰以下肿甚，倦怠懒言，畏寒肢冷，腰膝酸软，纳少，腹胀便溏，小便短少不利。舌体淡胖有齿痕，苔白腻，脉沉迟细。

（4）气阴两虚型：心悸气短，胸闷头晕乏力，心烦不寐，五心烦热，盗汗自汗，或低热口干。舌红少津，脉细数或结代。

一、药物外治法

（一）中药灌肠疗法

处方 153

生大黄 12g，熟附片 10g，牡蛎 30g。

【用法】采用水煎方式将药物熬制成 400ml 药液，之后分为两袋，每袋 200ml。令患者将大便排尽，使用温水为其清洗肛周部位并涂抹适量润滑油。取膝胸位，若患者不耐受或年龄较大可取左侧位，并在其臀下位置垫上棉垫，并将臀部向上抬高 10cm。将之前备用的 200ml 中药药液加热至温热状态，约 37℃，后倒入空液体瓶内。将去掉头皮针的输液器，插入 14 号导尿管。在患者臀部下方垫好治疗巾、橡胶单，并将输液管中的空气排出，将输液器关闭。将导尿管前端润滑，缓慢插入患者肛门，观察患者耐受情况。导尿管插入深度控制在 25cm 左右，将输液器开关打开，滴速调整为 200 滴/分。灌肠结束后关闭输液器，将导尿管缓慢拔出。令患者保持左侧卧位 15分钟，之后可改为仰卧，但仍需将臀部抬高 10cm，持续 0.5~1 小时。灌肠治疗每天 1 次，1 个疗程为 4 周。

【适应证】狼疮性肾炎肌酐升高属热毒炽盛型者。

【注意事项】近期行痔疮手术，肛周脓肿及腹泻者禁用。

【出处】《中国中西医结合肾病杂志》2008，9（2）：180-181.

（二）敷脐法

处方 154

五倍子粉和密陀僧散。

【用法】等量共研细末混匀。每次 20g 用米酒调成糊状，敷于脐部，每次 8 个小时，每日换药 1 次。

【适应证】狼疮性肾炎阴虚盗汗者。

【注意事项】密陀僧有小毒，避免误食。

【出处】《上海针灸杂志》2013，33（5）：398-399.

二、非药物外治法

（一）针刺法

处方 155

三焦俞、气海俞、气海、足三里、阴陵泉、肾俞、天枢、关元、三阴交

【操作】局部消毒，针刺得气后平补平泻，留针 30 分钟。两组均以 4 周为 1 个疗程。

【适应证】狼疮性肾炎属脾肾阳虚型者。

【注意事项】操作结束后注意保暖，当日禁止沐浴。

【出处】《山东中医药》2014，33（10）：809-811.

（二）耳穴压豆法

处方 156

神门、皮质下、心、枕、垂前。脾肾两虚加脾、垂前，气阴两虚加肾、内生殖器。

【操作】进行常规消毒，之后将王不留行籽粘于 7mm×7mm 的胶布中间，贴于患者的耳穴处，并用食指指腹进行轻微按压，并询问患者的“得气”感，最后根据患者病情的需要，进行留籽 1~3 天。

【适应证】狼疮性肾炎。

【出处】《浙江中医药大学学报》2012，36（10）：1150-1151.

综合评按：狼疮性肾炎是免疫复合物性疾病，具有多系统损害的特点，在治疗上较为棘手。西医多采用皮质激素、细胞毒药物、抗凝剂、血浆置换等方法。用中西医结合方法治疗狼疮性肾炎疗效好，还可避免及减缓以

上不良反应。文献关于本病外治法的报道较少，因其肾脏症状表现多样，可出现蛋白尿、水肿、肾衰等表现，临床可参照上述症状的外治法，临床上治疗该病使用最多的是中药灌肠，可通过肠管吸附蓄积在体内的毒素，排泄毒素，起到结肠透析的作用，可改善肾功能，延缓肾功能恶化，进而提高患者生活质量。

第十八节　类风湿关节炎肾损害

类风湿关节炎是以关节和关节周围组织非化脓性炎症为主的全身性疾病。其肾损害发生率较低，约占7.2%，通常不会引起免疫复合物性肾炎。病程长的类风湿患者中，约20%~60%可继发淀粉样病变。严重的类风湿患者尤其是长期使用激素者，还可导致局灶性狼疮样肾炎、间质性肾炎、肾盂肾炎、肾病综合征、药物性肾炎等有关肾损害。关于类风湿关节炎的病因至今不清，类风湿关节炎肾损害的病因亦不甚明了。其临床除原有类风湿关节炎的表现外，还可出现蛋白尿、血尿、管型尿，如为肾淀粉样变可出现进行性蛋白尿，最终发展成典型的肾病综合征和肾功能不全。但大多数患者呈良性。本病属于中医学"痹证""水肿"等范畴。

1. 临床诊断

（1）病史：多有慢性活动性关节炎，做过青霉胺或金制剂等治疗。

（2）主要症状：晨僵，患者晨起后病变关节出现1小时以上屈伸活动不利的感觉；关节疼痛，常见于腕、掌指、近端指间关节，也可见于其他肢体关节，多呈对称性关节受累；也可出现颞颌关节活动时疼痛，颈、肩、髋关节活动受限等；时轻时重；关节肿胀；可出现夜尿增多、尿量异常等，部分患者也可表现出水肿或慢性肾功能衰竭的其他临床表现。少数患者出现坏死性小血管炎性急进行性肾炎。

（3）主要体征：近端指间、掌指、腕、肘、跖趾、踝、膝关节中有软组织肿胀或积液；近端指间、掌指、腕关节压痛，手指关节呈尺侧偏斜，屈伸畸形或鹅颈样畸形；鹰嘴突、枕骨突、骶骨突、膝关节等周围可触及单个或多个质如橡皮样，无明显压痛的类风湿结节（多提示病变活动）。

（4）实验室检查：多有轻至中度贫血、血沉增快；活动期 C 反应蛋白增高，约 70% 患者 IM 型类风湿因子滴度增高（阳性），大部分患者血清补体升高（血管炎时出现低补体血症）。非早期受累关节 X 线可见：关节周围软组织的肿胀阴影，关节端骨质疏松（Ⅰ期）；关节间隙变狭窄（Ⅱ期），关节面出现虫蚀样破坏及关节半脱位和强直（Ⅲ期）。可做关节滑液检查、类风湿结节活检。尿常规检查可见红细胞、尿蛋白增加，也可见尿中白细胞增多及细胞、颗粒管型。肾功能检查可见内生肌酐清除率降低。肾脏病理检查可表现出：①肾淀粉样变急、慢性间质性肾炎；②中、小动脉周围炎性细胞浸润，坏死及血栓形成的坏死性小血管炎；③膜性肾病或系膜增生性肾炎。

2. 中医分型

（1）脾阳不振型：面色萎黄，神疲乏力，纳少，四肢倦怠，小便量少，大便溏，下肢凹陷性水肿，脘腹鼓胀。舌质淡，苔白滑，脉沉缓无力。

（2）肝肾阴虚型：久病缠身，关节肿痛或下肢水肿时轻时重，或酸楚重着，气候变化时疼痛加重，水肿按之回陷久久不起，甚可触及关节变形酸软，小便量少，面色晦暗，畏寒。舌质红、苔少，脉沉细。

（3）气血虚弱型：面色萎黄。神疲乏力，自汗，心慌气短，手足心热或伴有眼花少气懒言，四肢关节麻木疼痛，屈伸不利，畸形或强直。下肢凹陷性水肿，爪甲苍白，小便频数或少，大便干结或溏。舌质淡，苔白腻或少苔，脉细弱无力。

（4）阳虚水泛型：水肿不消且日趋严重，腰以下肿甚，两足尤剧，按之不起，心悸，喘促，腰部酸冷，肢体发凉，因水肿或强直挛缩而活动不利，面色㿠白或晦暗，畏寒，大便黏或干，小便频数、色清，舌质淡或胖，苔白腻，脉沉细或数。

一、药物外治法

（一）熏洗法

处方 157

制川乌头 5g，制草乌头 5g，独活 15g，羌活 15g，桂枝 15g，当归 20g，川芎 15g，白芷 15g，川椒 15g，防风 15g，鸡血藤 20g，威灵仙 15g。

【用法】将上药研末，装入布袋，煎取药液加水，置于木桶中，嘱患者入木桶中浸浴 40 分钟左右，每日 1 次，10 次为 1 个疗程。

【适应证】类风湿关节炎肾损害属肝肾阴虚型者。

【注意事项】治疗期间需专人护理，控制水温、熏洗时间，要既能达到适宜的温度以助药力又能确保安全，有条件者建议使用恒温桶设定药液温度。对处方中中药成分过敏者须调整方剂，或停止该项治疗。皮肤破溃者禁用。

【出处】《天津中医药》2003，20（1）：81.

（二）穴位贴敷法

处方 158

苍耳子。

【用法】苍耳子炒黄去刺，备用。取患者双侧阳溪、曲池、昆仑、阳陵泉等穴位，热盛加大椎，湿盛加足三里，寒盛加命门。清洗皮肤后，在上述穴位置已制苍耳子每穴各 4 枚，以 4cm×4cm 医用白胶布固定，每天夜间保留 8 小时，次日清晨将胶布及药祛除。14 天为 1 个疗程。

【适应证】类风湿关节炎肾损害关节疼痛较甚者。

【注意事项】皮肤过敏及破损化脓者禁用。

【出处】《江西中医药》2015，2（36）：31.

处方 159

生川乌、生草乌各 50g，乳香、没药各 45g，白芷 55g。

【用法】共研细末混匀。每次 20g 用姜汁调和成糊状贴敷于内外膝眼、委中、足三里、解溪、阿是穴、天宗、大椎、肾俞、命门、大肠俞，每日选 4~6 穴，每次贴 8 小时。

【适应证】类风湿关节炎肾损害属阳虚水泛型者。

【注意事项】川乌、草乌有毒，避免内服。

【出处】《陕西中药》2009，24（12）：1068-1069.

（三）敷脐法

处方 160

当归、川芎、桃仁、红花、川牛膝、秦艽、川续断、补骨脂等量。

【用法】上药共研细末混匀。每次 20g 用米酒调成糊状，敷于脐部，每次 8 个小时，每日换药 1 次。

【适应证】类风湿关节炎肾损害属气血虚弱型者。

【注意事项】皮肤过敏及破损化脓者禁用。

【出处】《中医外治杂志》2015，14（3）：21.

（四）热熨法

处方 161

海桐皮、伸筋草、透骨草、追地风、桂枝、桑枝、麻黄、桃仁、红花、制乳香、制没药、当归、川芎、生川乌、细辛、生草乌各 15g，威灵仙、川椒各 30g，落得打、川续断各 20g。

【用法】上药研磨成细末，放入药袋中，蒸煮 30 分钟后，放在双肾区及关节疼痛处热敷，1 天 1 次，1 次半小时。

【适应证】类风湿关节炎肾损害属脾阳不振型者。

【注意事项】操作结束后，覆被保暖 30 分钟，避免"寒邪"入侵。

【出处】《新疆中医药》2007，19（3）：59.

（五）中药离子导入法

处方 162

丹参酮 Ⅱ A 药液。

【用法】操作时，将丹参酮 Ⅱ A 药液 4ml 涂在治疗仪的电极金属片上，然后放于相应的治疗穴位上，开启后先适当调节温度，再对脉冲的强度进行调节，直至出现轻微麻胀感或跳动感。1 次／天，半个月为 1 个疗程。

【适应证】类风湿关节炎肾损害属气血虚弱型者。

【注意事项】丹参过敏者禁用。

【出处】《内蒙古中医药》2019，04：92-93.

二、非药物外治法

（一）蜡疗法

🥣 处方 163

双上肢皮肤。

【操作】采用 XYZ-I 型电脑恒温电蜡疗仪，医用蜡块通过电蜡疗仪 36~37℃恒温加热，融化成液态蜡，可分为蘸蜡法及包蜡法。蘸蜡法：暴露双上肢皮肤，双手放松呈自然状态，快速将一侧手深入蜡液（液态蜡面高度≥8cm），淹没腕关节上 5cm，迅速取出，手姿势不变，同方法换另一只手，间隔 3~5 秒，使蜡液裹于皮肤表面，交替蘸蜡，蜡液淹没高度不能超过第 1 次高度；如有裂痕，必须取掉，间隔数秒后重新蘸取，以防蜡液从裂痕处渗入烫伤皮肤；当蜡厚度达到 1.5cm 时即可，用塑料布包裹，外包毛巾保温。包蜡法：将蜡液倒入 25cm×40cm 方盘内，厚度 1.5~2cm，待凝固成型后（常温下放置约 20 分钟，蜡面触之无波动感即可），放置塑料布上，将蜡饼包裹于双手，外裹毛巾保暖。20~30 分钟/次，1 次/天，10 天为 1 个疗程。去掉手蜡模，将蜡模放入恒温仪，融化备用。

【适应证】类风湿关节炎肾损害属阳虚水泛型者。

【出处】《西部中医药》2016，04：124-126.

（二）针刺法

🥣 处方 164

根据不同证型选取不同穴位。

【操作】脾阳不振型取穴：脾俞、中脘、足三里、气海、关元、委中、阳陵泉；肝肾阴虚取穴：肝俞、肾俞、三阴交、曲池、太冲、风池、阳陵泉、委中；气血虚弱型取穴：脾俞、中脘、内关、足三里、血海、关元、肾俞；阳虚水泛型取脾俞、肾俞、膀胱俞。采用 38 号毫针每一个穴位进行常规的消毒步骤，每 10 分钟进行 1 次留针，留针时间控制在 30 分钟。

【适应证】类风湿关节炎肾损害。

【注意事项】针刺结束后当日禁止沐浴，防止感染。

【出处】《新疆中医药》2019，06：78-79.

（三）拔罐法

处方 165

双肾区，疼痛的关节周围。

【操作】治疗选择大、中、小适宜的火罐，每次拔罐 10~20 分钟，每日或隔日 1 次，5~10 次为 1 个疗程。

【适应证】类风湿关节炎肾损害属肝肾阴虚型者。

【注意事项】操作时应谨慎，避免烫伤。

【出处】李顺民，郑万善，韩素萍，等.《实用肾病临床手册》中国中医药出版社.

综合评按： 类风湿关节炎的肾损害是痹证后期耗气耗血而致机体功能紊乱的一组临床病理表现。中医外治疗法治疗该病使用方便，禁忌证少，最主要的是肾毒性低。目前外治种类多，本节收录的外治法，以热敷、中药外敷、涂擦及穴位贴敷最为常用，外治药物多选用活血化瘀、温经散寒、祛风除湿、通络止痛之品，以藤类、枝类药物为多，并多为复方用药。其治疗原理概括起来有 3 个方面：①局部的高温刺激作用，即利用较高的温度，使毛孔张开，局部血管扩张，血液循环加快，促进组织新陈代谢、神经体液调节从而起到行气活血、消炎止肿的作用；②药物的直接渗透作用，通过皮肤的直接吸收，提高病变局部药物的有效浓度，起到活血化瘀、温经散寒、清热凉血、消肿止痛等功效；③配合循经取穴可刺激和调节经络之气，使中药有效成分渗入穴位中去，随经络而至脏腑，从而发挥治疗作用。对于肾脏损害者选用艾灸、肾区敷药及中药离子导入，可达到保护肾脏，抗纤维化的目的。

第十九节　原发性干燥综合征肾损害

干燥综合征（舍格伦综合征）肾损害是以唾液腺、泪腺等外分泌腺的淋巴细胞和浆细胞浸润为特征的自身免疫损伤所致肾脏疾病。干燥综合征按其是否伴有其他结缔组织疾病（类风湿关节炎、系统性红斑狼疮、多发性肌炎及结节性多动脉炎等），分为原发性和继发性两类。原发性干燥综合征指不伴有其他结缔组织疾病的单纯干燥综合征。其在国内的患病率为0.3%~0.7%（老年人群的患病率升高至3%~4%），约30%~50%的原发性干燥综合征患者出现肾脏损害。本病常见于女性，男女之比约为1：10，平均发病年龄在45~55岁左右。传统中医学对于干燥综合征并未作为独立病证加以认识，而归属"燥证""痹证"等病证范畴。《灵枢·口问》说："液者所以灌精濡空窍者也。"依其临床征候特点，中医认为本病患者多由素体阴虚，或邪毒伤阴，或津液亏损，以致清窍、关节等失于濡养而发病。出现口鼻干燥，眼目干涩似有异物，小便清长、量多等为主症的病变。

1. 临床诊断

（1）病史：既往有干燥综合征病史。

（2）主要症状：唾液腺受累：约70%~80%的患者感口干、舌干发黏，严重者进食硬物需饮用液体帮助咽下，甚至讲话时需频频饮水，常伴有齿龈炎、多个龋齿（逐渐烂为残根）及口臭，可有唇和口角干燥；泪腺受累：眼干、泪液分泌减少，自觉似有沙尘进入眼内的异物感；肾脏受累：尿量增多（肾性尿崩症），周期性低血钾性肌肉麻痹，部分患者可出现肢体水肿；其他：鼻干，关节疼痛，干咳、气短，慢性腹泻，阴道干燥等。可出现慢性肝炎、慢性胰腺炎及周围神经损害的表现。

（3）主要体征：唇和口角干燥、皲裂及舌干有裂纹；部分患者反复发生眼睑化脓性感染、眼角膜溃疡、结膜炎；约半数患者反复发生腮腺肥大；紫癜样皮疹、淋巴结肿。

（4）实验室检查：正细胞正色素性贫血，也可有白细胞或血小板减少，血沉增高；少量蛋白尿（24小时尿蛋白定量少于1克），尿中β_2-MG增高等；高丙种球蛋白血症，抗SSA抗体、抗SSB抗体阳性，抗核抗体＞1：20，抗类风湿因子抗体＞1：20；可出现血清钾降低，内生肌酐清除率降低。泪腺主要检查：Schirmer试验滤纸浸润5分钟泪液湿润滤纸长度小于10mm，膜破裂时间小于10秒；角膜荧光素或孟加拉红染色为阳性。唾液腺主要检查：唾液分泌量测定、唾液流率测定异常；腮腺碘油造影可见不规则狭窄及扩张；腮腺和颌下腺锝扫描显影稀疏；下唇黏膜活检可见每4mm有1个以上淋巴细胞（大于 50 个）浸润灶。肾脏主要病理改变：肾间质内有大量的弥漫性淋巴细胞、单核细胞和多少不等的浆细胞浸润，肾小管有不同程度的萎缩、管腔扩张，可伴有肾小管基膜不规则增厚，肾间质纤维化改变。免疫荧光或免疫组化染色可见肾小管基膜和肾间质内 IgM、IgG 和 C3 沉积（大部分病例肾脏无免疫球蛋白或补体沉积）。电镜无特异。B 超、X 线检查：可见肾区有钙化阴影或泌尿系结石征象。

2. 中医分型

（1）外燥袭肺证：口鼻干燥，干咳无痰或痰少质黏，难以咯出，皮毛枯燥，唇干色红，头痛发热，胸闷不爽，舌质红，脉细数。

（2）肝肾阴虚证：目睛干涩，视物模糊，似有异物，咽干口燥，吞食难下，五心烦热，盗汗，耳鸣体瘦，舌质红，脉细数。

（3）津枯血滞证：口干、咽干、目涩，颌下腺肿，肢体酸痛，关节肿痛，皮肤斑疹，唇舌紫暗，尿血（含镜下血尿），舌质暗红，脉弦细数。

（4）精气亏损证：口干、咽干、目涩，腰膝酸软，神疲倦怠，软弱乏力，健忘脑转，小便频数、清长量多，龋齿，形体瘦弱，舌质淡红，脉沉细。

一、药物外治法

（一）中药雾化法

🥣 处方 166

石斛 10g，玄参 20g，菊花 15g，金银花 15g。

【用法】将上述药物放入水中浸泡后煮沸，文火煎 20 分钟，澄出药汁冷却后放入仪器中，局部雾化，每次 15 分钟，每日 2 次。

【适应证】原发性干燥综合征肾损害属肝肾阴虚证者。

【注意事项】对上述药物过敏者禁用。

【出处】《实用中医内科杂志》2013，27（9）：23-24.

（二）熏洗法

🥣 处方 167

干姜、花椒、生川乌、木瓜各 15g。

【用法】将上方加热（50~70℃），倒入套有一次性袋子的熏洗木桶或足浴器内，放上薰药支架并检查其稳固性。嘱患者将熏洗部位置于支架上，用治疗巾或治疗单覆盖。测量水温38~40℃时将患者双足浸入药液中15~20分钟。注意观察和询问患者有无不适，了解其生理及心理感受。熏洗完毕，擦干皮肤。

【适应证】原发性干燥综合征肾损害属津枯血滞证者。

【注意事项】治疗期间需专人护理，控制水温、熏洗时间，要既能达到适宜的温度以助药力又能确保安全，有条件者建议使用恒温桶设定药液温度。对处方中中药成分过敏者须调整方剂，或停止该项治疗。皮肤破溃者禁用。

【出处】《中医外治杂志》2013，05：19.

处方 168

白花蛇舌草、谷精草、金银花、石斛、玄参各20g。

【用法】将上方加热（50~70℃），倒入套有一次性袋子的熏洗木桶或足浴器内，放上薰药支架并检查其稳固性。嘱患者将熏洗部位置于支架上，用治疗巾或治疗单覆盖。测量水温38~40℃时将患者双足浸入药液中15~20分钟。注意观察和询问患者有无不适，了解其生理及心理感受。熏洗完毕，擦干皮肤。

【适应证】原发性干燥综合征肾损害属外燥袭肺证者。

【注意事项】治疗期间需专人护理，控制水温、熏洗时间，要既能达到适宜的温度以助药力又能确保安全，有条件者建议使用恒温桶设定药液温度。对处方中中药成分过敏者须调整方剂，或停止该项治疗。皮肤破溃者禁用。

【出处】《山东中医药大学学报》2001，25（4）：288.

（三）穴位注射法

处方 169

维生素B_1注射液。

【用法】取穴胃经、脾经的梁丘、足三里、血海、大都，选择适宜的消毒注射器和针头，抽取1ml黄芪注射液，在穴位局部消毒后，右手持注射器对准穴位，快速刺入皮下，然后将针缓慢推进，达一定深度后产生得气感，如无回血，便可将药液注入，隔日 1 次，4 周。

【适应证】原发性干燥综合征肾损害属肝肾阴虚证者。

【注意事项】凝血功能亢进或者口服抗凝药物者禁用。

【出处】《中国针灸》2004，24（9）：637-638.

（四）蜂疗法

处方 170

蜂蜜。

【用法】自制蜂蜜滴眼液（取新鲜蜂蜜与灭菌蒸馏水 1：3 配制，入瓶灭菌），蜂蜜涂在百会、大椎、命门、颊车、地仓、肾俞、睛明、三阴交、血海等穴位上进行按摩。

【适应证】原发性干燥综合征肾损害属精气亏损证者。

【注意事项】皮肤过敏及化脓者禁用。

【出处】《第八届国际蜂疗大会暨蜂产品保健博览会会刊论文集》2006，17-18.

二、非药物外治法

（一）电针法

处方 171

地仓、颊车、廉泉、足三里、三阴交。

【操作】采用 0.35mm×40mm 一次性无菌针灸针针刺地仓、颊车、廉泉、足三里、三阴交。针刺部位皮肤常规消毒，进针得气后，连接 KWD-808 脉冲电疗仪，波形采用疏密波，留针 30 分钟。每周治疗 5 次，治疗 3 周。

【适应证】原发性干燥综合征肾损害属肝肾阴虚证者。

【注意事项】针刺结束后禁止沐浴，防止感染。

【出处】《上海针灸杂志》2014，06：542-543.

（二）针刺法

处方 172

中脘、足三里、三阴交、阴陵泉、内关、太溪、行间、悬钟、肺俞、肾俞、脾俞。

【操作】采用 0.35mm×40mm 一次性无菌针灸针刺中脘、足三里、三阴交、阴陵泉、内关、太溪、行间、悬钟、肺俞、肾俞、脾俞。每次取 6~8 个穴位，针刺部位皮肤常规消毒，进针得气后，用补法或先泻后补。留针 30 分钟。

【适应证】原发性干燥综合征肾损害属肝肾阴虚证者。

【注意事项】针刺结束后禁止沐浴，防止感染。

【出处】《中国针灸》2007，27（1）：38.

（三）耳穴压豆法

处方 173

选穴：肾上腺、口、眼、肾。

【操作】耳廓常规 75% 乙醇消毒，然后用镊子将粘有 1 粒王不留行籽的方形小胶布（0.6cm×0.6cm）对准耳穴，贴紧后以拇指和食指置于耳廓的正面和背面进行对压按揉，手法由轻到重，至患者有胀、酸感或微感刺痛及耳廓发热为度。每次贴压一侧耳穴，嘱患者每日餐前按压耳穴处 3 分钟。每隔 3 天换药 1 次，贴压另一侧耳穴，共治疗 12 周。

【适应证】原发性干燥综合征肾损害肝肾阴虚证患者。

【出处】《河北中医》2010，11：1656–1657.

（四）穴位埋线法

处方 174

主穴取曲池、廉泉、肾俞、三阴交、太溪和太冲穴，燥毒甚者加合谷穴，腮腺肿大加颊车穴。

【操作】患者取舒适体位，常规消毒，采用注线法，使用 8 号一次性注射针头，用消毒镊子将 0.5~1cm 长 2/0 号羊肠线置于一次性注射针头前端内，快速刺入选定穴位皮下，进针深度约 1~1.5cm，局部有酸胀麻感，即得气后，用一次性针灸针插入针管内，将羊肠线推入穴位后，拔出注射针头，针眼处用创可贴覆盖。6 小时后可以淋浴，不影响任何活动。每 10 天穴位埋线 1 次，治疗 3 个月。

【适应证】原发性干燥综合征肾损害属津枯血滞证者。

【注意事项】埋线 6 小时内禁止沐浴，防止感染。

【出处】《上海针灸杂志》2014，33（8）：759.

综合评按：原发性干燥综合征肾损害是以"燥"为证候特点，其本质是阴虚津亏，故养阴增液是治疗本病的大法，即所谓"燥者濡之"。此外，瘀血作为本病的继发性病因成为燥证不可忽视的重要方面。早在汉代张机《金匮要略》一书中对瘀血致燥的脉证就有详尽描述："病人胸满，唇痿舌青，口燥，但欲漱水不欲咽，无寒热，脉微大来迟，腹不满，其人言我满，为有瘀血。"本节收录的外治法中，熏洗、雾化疗法可以养阴润燥，在改善该病的口干燥症上有显著的效果，针灸、埋线可活血通络，能缓解多尿症状，减少尿蛋白。中医治疗方法多样，内外结合、整体和局部配合、身心同治，方可取得更好的临床疗效。

第二十节　乙型肝炎相关性肾炎

乙型肝炎病毒相关性肾炎，是乙型肝炎病毒直接或间接侵入人体，或人体长期处在潜在的乙型肝炎病毒慢性感染之中，导致人体内肝炎病毒抗原与相关抗体持续反应，产生大量的乙型肝炎病毒表面抗原（HBsAg）免疫复合物质沉积并吸附在肾小球内，诱发肾小球肾炎。乙型肝炎病毒相关性肾炎可以急性肾炎、慢性肾炎、氮质血症、肾病综合征的临床表现形式出现。部分病例可能同时有慢性乙型肝炎、肝硬化等症状。肝炎、肾炎的症状既可同时出现，也可先后发生，甚至没有任何乙型肝炎的临床表现和体征，而肾炎是唯一的症状。乙型肝炎病毒相关性肾炎相当于中医"水肿""尿血""臌胀""腰痛""黄疸"等范畴。由于临床表现特点不同，故病名诊断各不相同，但辨证分型均以病机为据，故辨证诊断合而论之。

1. 临床诊断

（1）血清乙型肝炎病毒抗原阳性。

（2）患肾小球肾炎并可排除狼疮肾炎等继发肾小球疾病。

（3）肾组织切片中找到 HBV 抗原。其中，认为肾小球中找到 HBV 抗原是诊断 HBV 相关肾炎最基本条件，缺此不能诊断。

2. 中医分型

（1）气滞湿阻型：胁肋胀痛，脘腹痞满，纳食减少，食后胀甚，嗳气，小便短少，甚则肢体浮肿，大便不爽。舌苔白腻，脉弦滑。

（2）湿热蕴结型：胁痛口苦，胸闷纳呆，恶心呕吐，烦热，口干不欲饮，小便短赤，大便或干或溏，甚或通体浮肿。舌苔黄腻，脉弦滑数。

（3）热毒炽盛型：黄疸骤起迅速加深，高热烦渴，呕吐频作，胁痛腹满，疼痛拒按，大便秘结，小便短少，其则尿闭，下肢浮肿，烦躁不安。舌边尖红，苔黄燥，脉弦数。

（4）肝肾阴虚型：腹大胀满、隆起皮紧，面色晦暗，两发红，形体消瘦，午后潮热，唇紫口干，心烦不宁，齿鼻时或衄血，小便短赤。舌质红绛，少津，脉细弦数。

一、药物外治法

（一）熏洗法

🥣 处方 175

桃枝 3g，柳枝 3g，葱白 1 握，木通 30g，灯心草束，蜀椒（去目）30g，旱莲草 30g，白矾 30g。

【用法】以上各药细锉，以 600ml，煎至 300ml，用瓷瓶 1 个，热盛一半药汁，熏外阴，周围用被围绕，辄不得外风入，良久便通，若冷却即换之，其功甚大。

【适应证】乙型肝炎相干性肾炎尿少浮肿属气滞湿阻型者。

【注意事项】皮肤破损及化脓者禁用。

【出处】王钢，陈以平，邹燕勤.《现代中医肾脏病学》人民卫生出版社.

（二）敷药法

处方 176

连根葱不洗（带土），生姜 1 块，淡豆豉 21 粒，盐 2 匙。

【用法】上药捣碎，捏饼烘热，撒脐中，以帛扎定，每日 1 次。

【适应证】乙型肝炎相干性肾炎尿少浮肿属气滞湿阻型者。

【注意事项】皮肤破损及化脓者禁用。

【出处】李顺民，郑万善，韩素萍，等.《实用肾病临床手册》中国中医药出版社.

（三）穴位贴敷法

处方 177

黄柏、黄芩、大黄各 10g，青黛 15g。

【用法】上药共研细末，用水、蜂蜜各半调成膏状每次贴敷肾俞、期门。4~6 小时，每日 1 次，

【适应证】乙型肝炎病毒相关性肾炎属湿热蕴结型者。

【注意事项】皮肤感染及过敏及糖尿病患者禁用。

【出处】《中国民族医药杂志》1997，S1：71.

（四）中药灌肠疗法

处方 178

大黄、木香、槟榔、萹蓄、瞿麦、黄连各 10g。

【用法】采用水煎方式将药物熬制成 400ml 药液，之后分为两袋，每袋 200ml。令患者将大便排尽，使用温水为其清洗肛周部位并涂抹适量润滑油。取膝胸位，若患者不耐受或年龄较大可取左侧位，并在其臀下位置垫上棉垫，并将臀部向上抬高 10cm。将之前备用的 200ml 中药药液加热至温热状态，约 37℃，后倒入空液体瓶内。将去掉头皮针的输液器，插入 14 号导尿管。在患者臀部下方垫好治疗巾、橡胶单，并将输液管中的空气排出，将输液器关闭。将导尿管前端润滑，缓慢插入患者肛门，观察患者耐受情况。导尿管插入深度控制在 25cm 左右，将输液器开关打开，滴速调整为 200 滴

/ 分。灌肠结束后关闭输液器，将导尿管缓慢拔出。令患者保持左侧卧位 15 分钟，之后可改为仰卧，但仍需将臀部抬高 10cm，持续 0.5~1 小时。

【适应证】乙型肝炎相关性肾炎肌酐升高属热毒炽盛型者。

【注意事项】肠内肿瘤患者禁用。

【出处】《中华中西医学杂志》2003，1（12）：38.

（五）穴位注射法

处方 179

苦参注射液。

【用法】取双足三里穴。采用 5ml 注射器 0.6 号针头抽取苦参注射液 1ml，准确定位后，常规消毒皮肤，用拇指与食指分别向两边皮肤撑开绷紧，快速刺入穴位，提插得气后，回抽无血液，即可将药物注入，每穴 0.5mg。隔日治疗 1 次，10 次为 1 个疗程。

【适应证】乙型肝炎病毒相关性肾炎属湿热蕴结型者。

【注意事项】对苦参过敏者，有凝血功能亢进或口服抗凝药物者禁用。

【出处】《中医外治杂志》2009，18（2）：9.

二、非药物外治法

（一）中频脉冲电疗法

处方 180

双侧肾区、肝区。

【操作】中频电（100~150Hz）治疗，40 分钟 / 次，1 次 / 天，分 2 次完成，操作时患者取坐位，于双侧肾区、肝区各放置 1 对正负极贴片，进行中频脉冲电刺激，每天分 2 次进行持续 20 分钟的治疗，共治疗 7 天。

【适应证】乙型肝炎病毒相关性肾炎属肝肾阴虚型者。

【出处】《中华临床医学杂志》2009，9（3）：68-69.

（二）针刺法

处方 181

肝俞、胆俞、至阳、太冲、肾俞、足三里。

【操作】局部消毒，针刺得气后平补平泻，留针 30 分钟。两组均以 4 周为 1 个疗程。

【适应证】乙型肝炎病毒相关性肾炎属肝肾阴虚型者。

【注意事项】有出血倾向者，新伤骨折、瘢痕、恶性肿瘤局部、静脉曲张、体大血管处、局部皮肤弹性差者禁用。皮肤过敏、外伤、溃疡处禁用。

【出处】《实用中医药杂志》2009，21（3）：159.

（三）穴位埋线法

处方 182

双侧肝俞、胆俞、胃俞、肾俞。

【操作】患者取舒适体位，常规消毒，采用注线法，使用 8 号一次性注射针头，用消毒镊子将 0.5~1cm 长 2/0 号羊肠线置于一次性注射针头前端内，快速刺入选定穴位皮下，进针深度约 1~1.5cm，局部有酸胀麻感，即得气后，用 0.30mm×40mm 一次性针灸针插入针管内，将羊肠线推入穴位后，拔出注射针头，针眼处用创可贴覆盖。6 小时后可以淋浴，不影响任何活动。每 10 天穴位埋线 1 次，治疗 3 个月。

【适应证】乙型肝炎病毒相关性肾炎属肝肾阴虚型者。

【注意事项】埋线后 6 小时内禁止沐浴。

【出处】《河南中医》2013，33（8）：1257–1259.

（四）刮痧法

处方 183

肝经、胆经。

【操作】刮痧板、刮痧油自上而下先刮拭督脉再刮拭足太阳膀胱经，然后是肝经、胆经，对肝俞、胆俞、阳陵泉、期门、曲泉、太冲穴位实行重点按揉，每次刮拭时间 15~20 分钟，每周 2 次。

【适应证】乙型肝炎病毒相关性肾炎属热毒炽盛型者。

【注意事项】有出血倾向及皮肤感染者慎用。

【出处】《中国民间疗法》2007，15（9）：15–16.

综合评按：乙型肝炎病毒相关性肾炎依据水肿、胁痛、血尿等，常以祛邪利水和扶正利水为两大法则辨证治疗。中西医结合治疗乙型肝炎病毒相关性肾炎在我国是一大优势，中医药治疗乙型肝炎已经积累了丰富的临床经验。本病外治法文献报道较少，本节收录的外治法中，针刺、刮痧等可以减轻乙肝病毒的活性，中药熏洗、敷药、穴位注射、灌肠可减少蛋白尿，减轻水肿，保护肾功能。

第二十一节　肝肾综合征

肝肾综合征指严重肝脏疾病导致的功能性肾功能衰竭。该病变多发生于失代偿肝硬化、重症肝炎、急性重型肝炎和肝癌晚期等严重的肝病患者。晚期肝硬化约 40%~80% 可发生肝肾综合征。多数学者认为，肝肾综合征患者的肾脏无严重病理改变。其发病的机制可能为肾脏血流动力学改变，肾血管收缩和肾内分流，肾灌注量（特别是肾皮质血流量）减少，导致肾小球滤过率下降。有学者认为引起肝硬化肾脏血流动力学改变的主要原因是：①大量放腹水等原因引起有效循环血量减少；②体内某些血管活性物质降解减少；③内毒素血症所引起的低血压改变等。本病的临床特点为少尿而尿比重正常或增加、尿钠排除量减少，大多无蛋白尿及尿沉渣异常。治疗首先应用各种改善肝功能的治疗措施，防治消化道出血、大量放腹水和利尿等可致肾衰的诱因，扩容、改善肾脏血流量及降低门脉压，防治内毒素血症，透析治疗等。肝肾综合征一旦发生，治疗困难，预后极差，病死率极高。死因依次为：上消化道出血、肝性脑病及功能性肾功能衰竭。故临床上对肝肾综合征的预防和治疗具有十分重要的意义。传统中医学对肝肾综合征并未作为独立病证加以认识。根据其目黄、身黄、乏力、纳差、恶心、腹胀、少尿、无尿等临床症状，主要在"黄疸""臌胀""癃闭"及"关格"等病证中论述了该病的辨证论治。

1. 临床诊断

肝肾综合征的病程可分为 3 期：

（1）氮质血症前期：除有相应严重肝脏疾病外，内生肌酐清除率已降低，但血尿素氮和血肌酐正常，尿钠减少，尿量进行性减少，且利尿效果欠佳。

（2）氮质血症期：本病的临床症状已很明显。早期，平均 3~7 天，嗜睡，肝功能进一步恶化，腹水增长较快，出现低钠血症，血尿素氮中度升高，血肌酐尚正常；晚期：神情淡漠、嗜睡及扑翼样震颤等，血尿素氮和血肌酐进行性升高，有明显低钠血症，尿钠排除量极低，尿比重正常或升高，出现少尿。部分患者可出现急性肾小管坏死的改变。

（3）氮质血症末期：无尿，出现深度昏迷及低血压。

2. 中医分型

（1）肝郁气滞，水湿内阻：尿少尿闭，恶心，呕吐，纳呆厌食，腹胀大且有振水音，下肢或周身水肿，头痛烦躁，甚则抽搐昏迷。舌苔腻，脉实有力。

（2）脾肾阳虚，水湿泛滥型：面色晦滞，畏寒肢冷，神倦便溏，腹胀如鼓，或伴肢体水肿，脘闷纳呆，恶心呕吐，小便短少。舌苔白而润，脉沉细或濡细。

（3）肝肾阴虚，湿热互结：腹大胀满，甚则青筋暴露，烦热口苦，渴而不欲饮，小便短少赤涩，大便稀薄而热臭。舌红，苔黄腻，脉弦数。或有面目发黄之证。

（4）浊毒壅滞，胃气上逆型：纳呆腹满，恶心呕吐、大便秘结或溏，小便短涩。苔黄腻而浊或厚腻，脉虚数。

（5）邪陷心肝，血热风动型：头痛目眩或神昏谵语，循衣摸床，唇舌手指震颤，甚则四肢抽搐痉挛，牙宣鼻衄。舌质红，苔薄，脉弦细而数。

一、药物外治法

（一）中药灌肠疗法

处方 184

大黄 30g，芒硝 10g，附片 6g，厚朴 10g，桃仁 10g，牡蛎 30g，泽泻 10g。

【用法】采用水煎方式将药物熬制成 400ml 药液，之后分为两袋，每袋 200ml。令患者将大便排尽，使用温水为其清洗肛周部位并涂抹适量润滑油。取膝胸位，若患者不耐受或年龄较大可取左侧位，并在其臀下位置垫上棉垫，并将臀部向上抬高 10cm。将之前备用的 200ml 中药药液加热至温热状态，约 37℃，后倒入空液体瓶内。将去掉头皮针的输液器，插入 14 号导尿管。在患者臀部下方垫好治疗巾、橡胶单，并将输液管中的空气排出，将输液器关闭。将导尿管前端润滑，缓慢插入患者肛门，观察患者耐受情况。导尿管插入深度控制在 25cm 左右，将输液器开关打开，滴速调整为 200 滴 / 分。灌肠结束后关闭输液器，将导尿管缓慢拔出。令患者保持左侧卧位 15 分钟，之后可改为仰卧，但仍需将臀部抬高 10cm，持续 0.5~1 小时。灌肠治疗每天 1 次，1 个疗程为 4 周。

【适应证】肝肾综合征氮质血症阶段患者。

【注意事项】肠内肿瘤及腹泻者禁用。

【出处】《中西医结合肝病杂志》2003，13（5）：303-305.

（二）穴位贴敷法

处方 185

苦参 10g，大黄 10g，郁金 10g，山豆根 10g，麝香 1g。

【用法】上述药物研末，用醋调和，选穴：肝俞、肾俞、神阙、期门，每次贴敷 2~3 小时，每天 1 次，2 周为 1 个疗程，连续治疗 2 个疗程。

【适应证】肝肾综合征氮质血症前期。

【注意事项】皮肤过敏或破损者禁用。

【出处】《中国针灸》2005，25（9）：613-615.

（三）敷脐法

处方 186

生大黄 10g，制甘遂 10g，莱菔子 10g，丁香 10g，沉香 2g，冰片 40g，人工麝香 0.04g。

【用法】上述药物研末，用醋调和，贴敷于肚脐，每次贴敷 2~3 小时，每天 1 次，2 周为 1 个疗程，连续治疗 2 个疗程。

【适应证】肝肾综合征腹水属脾肾阳虚，水湿泛滥者。

【注意事项】皮肤过敏或破损者禁用。

【出处】《中国中西医结合杂志》2006，26（5）：411-413.

（四）中药离子导入法

处方 187

鳖甲、郁金、丹参、莪术、茵陈、白术等量。

【用法】上药熬成汤剂，将两块浸透中药汤剂的衬垫（由 10 层无菌纱布制成，大小为 10cm×10cm，分别置于期门穴、肝俞穴，再在衬垫上和两穴对侧分置正负电极板，电极板分别接 VLH-6100 光电离子治疗仪的正负输出极。电流强度 0.3mA/cm^2，1 次 / 天，30 分钟 / 次。

【适应证】肝肾综合征腹水、尿少属肝肾阴虚，湿热互结者。

【出处】《当代医学》2008，Z1：156-157.

二、非药物外治法

（一）隔姜灸

处方 188

神阙、中极。

【操作】将姜捣成泥，姜泥放于神阙，中极穴呈下宽上窄的长条梯状（宽约 5cm、厚约 3cm），并在姜泥上按出一凹槽，将梭状艾炷置于凹槽中，点燃艾炷的头、中、尾部进行施灸，连续施灸 3 壮约 1 小时。

【适应证】肝肾综合征腹水、尿少属脾肾阳虚，水湿泛滥者。

【注意事项】该操作有烧伤风险，需谨慎操作。

【出处】《齐鲁护理杂志》2005，7（7）：488-489.

（二）针刺透穴法

处方189

中脘透水分，水分透气海，气海透中极。配穴：肝俞、脾俞、肾俞、三焦俞、足三里、三阴交、复溜。

【操作】局部消毒，透穴选用0.35mm×75mm无菌针具，针水分透气海、气海透中极时要求针感直放射至前阴。配穴选用0.35mm×40mm无菌针具，针肝俞、脾俞、肾俞、三焦俞时针尖向脊柱方向斜刺0.5~0.8寸。足三里直刺1~2寸，三阴交直刺1~1.5寸，复溜直刺0.6~1寸。施以平针法，留针30分钟。

【适应证】肝肾综合征腹水、尿少属肝肾阴虚，湿热互结者。

【注意事项】有出血倾向者禁用。

【出处】《四川中医》2010，02：115-116.

（三）穴位埋线法

处方190

肝俞、脾俞、中脘、足三里。

【操作】穴位局部用碘酒常规消毒，把4号羊肠线剪短至0.5cm备用，用无菌眼科镊（1人1镊）将羊肠线穿进7号一次性针头后，刺入穴位。中脘直刺达肌层注入肠线，如遇腹部明显胀满者则行平刺手法；背部穴位肝俞、脾俞斜向脊柱方向；足三里垂直刺入至肌层有酸胀的针感后注入肠线。用针芯将羊肠线推至穴内（针芯由毫针剪成平头改成），把针拔出用消毒棉签按压针孔止血，血止后创口无须做任何处理，即完成1次操作，羊肠线不得露出皮肤。每周埋线1次，4次为一个疗程。

【适应证】肝肾综合征浊毒上泛者。

【注意事项】埋线后6小时之内禁止沐浴，防止感染。

【出处】《世界科学技术 – 中医药现代化》2014，02：421-424.

（四）耳穴压豆法

处方 191

肾上腺、肾、肝、脾。

【操作】进行常规消毒，之后将王不留行籽粘于 7mm×7mm 的胶布中间，贴于患者的耳穴处，并用食指指腹进行轻微按压，并询问患者的"得气"感，最后根据患者病情的需要，进行留籽 1~3 天。

【适应证】肝肾综合征属邪陷心肝，血热风动型者。

【出处】李顺民，郑万善，韩素萍，等.《实用肾病临床手册》中国中医药出版社.

综合评按：肝肾综合征是由严重的肝脏疾病发展而来，中医对本病的辨治应以肝、脾、肾为重点，从肝、脾、肾俱病，气、血、水瘀结之基本病机着手，细分气、血、水三者之主次进行辨治。在疏调气机、活血化瘀、行水利尿的同时，应不忘顾护正气，对于正虚明显的患者，应采用以补为主的攻补兼施之法。本节收录的外治法中，中药脐敷主要作用于神阙穴，此处脂肪层较薄，可有利于药物的迅速吸收，所用药物多为补肝肾利水之品，药效利用率高，疗效较好。中药灌肠疗法有泄浊解毒、改善胃肠道症状、利尿之功效，一般针对肾功能异常的患者疗效好。中药离子注入治疗仪将中药导入特定的穴位，起到中药和穴位、直流电综合治疗作用。穴位埋线疗法及针灸法充分发挥穴位特异的治疗作用，具有一定优势。

第二十二节　高血压性肾损害

高血压是一种以动脉压升高为特征，可伴有心脏、血管、脑和肾等器官功能性或器质性改变的全身性疾病。根据高血压的程度和持续时间，可引起程度不同的肾脏损害，良性高血压可引起良性肾小动脉硬化，恶性高血压引起恶性肾小动脉硬化。本节所涉及的是原发性高血压引起的良性动脉硬化及恶性肾小动脉硬化。有资料表明，早期高血压病患者中，

10%~40%已有肾血管的改变，在良性肾小动脉性硬化中，恶性肾小动脉硬化的发病率为1%~8%。临床多见高血压病程5~10年后，出现尿中泡沫增多，夜尿增多，面黄乏力。本病归属于中医学"眩晕""头痛""关格""肾衰"范畴。其中，良性肾小动脉硬化属中医学"眩晕""头痛"范畴。恶性肾小动脉硬化属中医学"关格""肾衰"范畴。

1. 临床诊断

（1）症状与体征：良性肾小动脉硬化：①原发性高血压；②出现蛋白尿前一般已有5年以上的持续性高血压（一般＞100~150mmHg）；③持续性蛋白尿，镜检有形成分少；④有视网膜动脉硬化或动脉硬化性视网膜改变；⑤排除各种原发性肾脏疾病；⑥排除其他继发性肾脏疾病；⑦参考年龄（40岁），高血压心、脑并发症，血尿酸升高。

恶性肾小动脉硬化：①有原发性的恶性高血压参考上述①至⑥条；②有蛋白尿和血尿；③肾功能进行性恶化。

（2）影像检查：良性肾小动脉硬化镜下特征性的小动脉病变为：①肌内膜肥厚，在小叶间动脉最明显，也可出现在弓形动脉，表现为内弹力膜双轨征和中层厚；②玻璃样变。

恶性肾小动脉硬化镜下可见：①入球小动脉的纤维素样坏死，为本病的病理学特征。②小叶间动脉的增生性动脉内膜炎，表现为内膜明显增厚引起管腔中度至高度狭窄。镜下所见如上，即可做出明确诊断。

2. 中医分型

（1）阴虚阳亢型：头痛头晕，耳鸣，易怒，或面红目赤，口舌咽干，便秘尿赤，或兼腰膝酸软，健忘遗精，头痛如掣，肢麻震颤。脉弦细。

（2）痰浊内蕴型：眩晕，头重如裹，胸闷呕吐，时吐痰涎，体胖身倦。舌体胖大，苔白润或浊腻，脉滑或弦滑。

（3）瘀血阻络型：头痛头晕，或发热，尿血，唇色紫暗。舌有紫斑或瘀点，弦或涩。

（4）阴阳两虚型：头痛头晕，动则加剧，心悸失眠，视力下降，夜尿增多，肢体麻木或肢冷畏寒，头重脚轻，面色㿠白，唇甲色淡。舌质淡，边有齿痕，苔薄白，脉弦细。

一、药物外治法

（一）穴位贴敷法

处方 192

吴茱萸粉 10g。

【用法】加适量醋调糊，每晚睡前贴敷涌泉穴至次晨。

【适应证】高血压性肾损害阴虚阳亢型。

【注意事项】皮肤感染及过敏及糖尿病患者禁用。

【出处】《南京中医药大学学报》1998，14（3）：187.

处方 193

马钱子（去壳，取仁）12g，白丑 2g，黑丑 2g，鸡苦胆（鲜用）12g。

【用法】前三味混合捣碎，加入鸡苦胆共捣成膏状。先温水洗脚，擦干。换温淡盐水（每 2000ml 水中加食盐 50g）浸洗 10 分钟，擦干。取药膏敷于涌泉及肾俞穴上，用纱布包敷，胶布固定。静卧 10~15 小时，隔日 1 次，4 次为 1 个疗程。

【适应证】高血压性肾损害眩晕者。

【注意事项】皮肤感染及过敏及糖尿病患者禁用。

【出处】《中医外治杂志》1996，1：37.

（二）熏洗法

处方 194

牛膝、钩藤各 30g。

【用法】将上方加热（50~70℃），倒入套有一次性袋子的熏洗木桶或足浴器内，放上熏药支架并检查其稳固性。嘱患者将熏洗部位置于支架上，用治疗巾或治疗单覆盖。水温 38~40℃时将患者双足浸入药液中 15~20 分钟。注意观察和询问患者有无不适，了解其生理及心理感受。熏洗完毕，擦干皮肤。

【适应证】高血压性肾损害下肢水肿属瘀血阻络型者。

【注意事项】治疗期间需专人护理，控制水温、熏洗时间，要既能达到适宜的温度以助药力又能确保安全，有条件者建议使用恒温桶设定药液温度。对处方中中药成分过敏者须调整方剂，或停止该项治疗。皮肤破溃者禁用。

【出处】《中医外治杂志》2015，3（43）.

（三）中药灌肠疗法

处方 195

郁金 12g，丹参 12g，三七 10g，大黄 10g，水蛭 10g，天麻 10g，茯苓 15g，钩藤 15g，山楂 15g，石菖蒲 15g，益母草 15g。

【用法】用水煎方式将药物熬制成 400ml 药液，之后分为两袋，每袋 200ml。令患者将大便排尽，使用温水为其清洗肛周部位并涂抹适量润滑油。取膝胸位，若患者不耐受或年龄较大可取左侧位，并在其臀下位置垫上棉垫，并将臀部向上抬高 10cm。将之前备用的 200ml 中药药液加热至温热状态，约 37℃，后倒入空液体瓶内。将去掉头皮针的输液器，插入 14 号导尿管。在患者臀部下方垫好治疗巾、橡胶单，并将输液管中的空气排出，将输液器关闭。将导尿管前端润滑，缓慢插入患者肛门，观察患者耐受情况。导尿管插入深度控制在 25cm 左右，将输液器开关打开，滴速调整为 200 滴/分。灌肠结束后关闭输液器，将导尿管缓慢拔出。令患者保持左侧卧位 15 分钟，之后可改为仰卧，但仍需将臀部抬高 10cm，持续 0.5~1 小时。灌肠治疗每天 1 次，1 个疗程为 4 周。

【适应证】高血压性肾损害肌酐升高伴有眩晕者。

【注意事项】近期行痔疮手术，肛周脓肿及腹泻者禁用。

【出处】《中西医结合实用临床急救》2009，6（1）：33.

（四）中药离子导入法

处方 196

钩藤、葛根、丹参、川芎、牛膝、白芍、桑寄生各 30g。

【用法】上药用 75% 乙醇 1000ml 中浸泡半月，过滤备用。将浸透上述药液的纱布块用胶布与离子导入机之电极固定，分别置于风池、肾俞、心俞穴处，接通电流，每次 20 分钟，每日 1 次。

【适应证】高血压性肾损害属阴虚阳亢型蛋白尿患者。

【注意事项】对上述药物过敏者禁用。

【出处】《陕西中医》2008，19（9）：400.

（五）药枕法

☙ 处方 197

野菊花、淡竹叶、冬桑叶、生石膏、白芍、川芎、磁石、蔓荆子、青木香、晚蚕沙、薄荷适量。

【用法】将上药装入枕芯内，每昼夜使用不得少于 6 小时，3 个月为 1 个疗程。

【适应证】高血压性肾损害血压轻度升高属瘀血阻络型者。

【出处】《中医外治杂志》2015，7（5）：22.

二、非药物外治法

（一）电针法

☙ 处方 198

针刺双侧内关、太冲穴。

【操作】进针得气后，将 G6805-1 型电针治疗仪每对电极分别接于双侧同名穴。电针治疗仪输出脉冲电流为 2~5Hz 的连续波，强度以受试者能忍受为宜，留针 20 分钟。每周 3 次，连续治疗 4 周。

【适应证】高血压性肾损害属阴虚阳亢型者。

【注意事项】有出血倾向者禁用。

【出处】《上海针灸杂志》2007，16（4）：10.

（二）针刺法

☙ 处方 199

曲池、足三里、三阴交、太冲、合谷。

【操作】进针得气后，平补平泻，留针 30 分钟。两组均以 4 周为 1 个疗程。

【适应证】高血压肾损害阴虚阳亢型。

【注意事项】有出血倾向者禁用。

【出处】《上海针灸杂志》2004，15（5）：10.

（三）梅花针疗法

🥣 处方 200

头部，脊柱两侧，双肾区。

【操作】梅花针叩刺。叩刺部位：疼痛部位表面。操作：用酒精棉球在疼痛部位表面消毒，选择七星梅花针，医生右手持针柄，以无名指和小指将针柄末端固定于手掌小鱼际处，用中指和拇指加持针柄，右肘关节相对固定，用腕部弹力使针柄上下跳动叩打，在针尖接触到皮肤瞬间随皮肤的反作用力顺势提针，落针时要轻、准、稳，提针要快，针尖与皮肤呈垂直接触，要求力度由轻到重，以患者能忍受和皮损部位微微出血为度。

【适应证】高血压肾损害伴有腰酸痛属阴阳两虚型者。

【注意事项】皮肤状况或体质虚弱不适合采用放血治疗者；哺乳期或妊娠期妇女；血小板减少或凝血时间延长等血液病患者禁用。

【出处】王钢，陈以平，邹燕勤.《现代中医肾脏病学》人民卫生出版社.

（四）耳穴压豆法

🥣 处方 201

降压沟、脑干、内分泌、神门、心、肾。

【操作】进行常规消毒，之后将王不留行籽粘于7mm×7mm的胶布中间，贴于患者的耳穴处，并用食指指腹进行轻微按压，并询问患者的"得气"感，最后根据患者病情的需要，进行留籽1~3天。

【适应证】高血压性肾损害阴虚阳亢型。

【出处】李顺民，郑万善，韩素萍，等.《实用肾病临床手册》中国中医药出版社.

综合评按：高血压性肾损害中良性小动脉性肾硬化虽然最终可发展为

终末期肾病，但若能早期诊断治疗，积极控制血压及其他肾损害因素，其预后尚好。只有少数患者发展为终末期肾病，因为多数患者在出现肾功能衰竭之前已合并心脑血管病变，部分患者在出现肾功能衰竭之前已死于心脑并发症。中医辨证，早期多仅见肝阳上亢；中期则肝损及肾，肾气独沉，精微随尿液下注膀胱，出现蛋白尿；后期则阴损及阳，阴阳两虚，肾阳亏乏出现水肿、关格等肾功能受损症状，甚则步入尿毒症期。对于该病早期应用电针、耳针、穴位贴敷等穴位刺激方法控制血压效果好；中晚期给予熏洗、中药灌肠对于降肌酐，延缓肾功能恶化，保护肾功能效果好。临床上应根据不同时期，选用不同外治法。

第二十三节　糖尿病肾脏疾病

糖尿病肾脏疾病（DKD）是指由糖尿病所致的慢性肾脏疾病，是糖尿病主要的微血管并发症之一。临床特征为蛋白尿、高血压、水肿及进行性肾功能损害。我国糖尿病引起的慢性肾脏病（CKD）已占住院人数的 1.1%，已成为终末期肾病（ESRD）主要病因。随着糖尿病患者基数的不断增长，我国住院患者中糖尿病相关 CKD 的发病率已经超过肾小球肾炎相关 CKD，跃居 CKD 首要病因。我国一项纳入 40759 例肾活检病例的病理诊断分析报告显示，DKD 在继发性肾小球疾病中所占比例在近年来显著增加，且为我国 45~70 岁肾活检患者中最常见的继发性肾小球疾病病理类型，提示 DKD 已经成为我国中老年人群常见的继发性 CKD。2014 年《新英格兰医学杂志》报道：1990 年至 2010 年成年糖尿病患者急性心肌梗死、脑卒中、截肢以及高血糖危象等并发症的发生率都呈现下降趋势，但 ESRD 的发生率并没有明显下降。提示 DKD 仍然是当前严重危害人类健康的重大疾病，需要我们特别关注。中医虽无本病的病名，但对它的认识有着悠久的历史，其属消渴病变证，可将其归为"水肿""尿浊""关格"等范畴，目前其中医规范病名为"消渴病肾病"。

1. 临床诊断

（1）有明确糖尿病病史。

（2）尿白蛋白：尿白蛋白/肌酐比值（ACR）≥ 3mg/mmol（30mg/g）或尿白蛋白排泄率（AER）≥ 30mg/24小时（20μg/分）。因影响尿白蛋白排泄的因素较多，需在 3~6 个月内复查，3 次结果中至少 2 次超过临界值，并且排除影响因素，如 24 小时内剧烈运动、感染、发热、充血性心力衰竭、明显高血糖、怀孕、明显高血压、尿路感染，可做出诊断。

（3）糖尿病视网膜病变。

（4）排除其他原因引起的肾损害。

（5）肾组织病理检查可见肾小球肥大，系膜区增宽，基质增加，肾小球基膜增厚及分裂，弥漫型糖尿病性肾小球硬化约见于 75% 的糖尿病患者，却非糖尿病所特有，肾小球结节性病变形成（KW 结节，为典型的糖尿病肾损害），球囊滴（透明变性），纤维蛋白帽（透明变性和脂质沉着），毛细血管祥微血管瘤，出、入球小动脉透明变性及动脉硬化。免疫病理检查中 IgG 呈弥漫细线状沉积于肾小球及肾小管基膜，而补体及其他免疫球蛋白并不明显。电镜主要特点是 GBM 均质性增厚，上皮细胞足突融合，系膜基质增多，并见系膜基质中的胶原纤维形成。

2. 中医分型

（1）主证：①气阴两虚证：尿浊，神疲乏力，气短懒言，咽干口燥，头晕多梦，或尿频尿多，手足心热，心悸不宁，舌体瘦薄，质红或淡红，苔少而干，脉沉细无力。②肝肾阴虚证：尿浊，眩晕耳鸣，五心烦热，腰膝酸痛，两目干涩，小便短少，舌红少苔，脉细数。③气血两虚证：尿浊，神疲乏力，气短懒言，面色白或萎黄，头晕目眩，唇甲色淡，心悸失眠，腰膝酸痛，舌淡脉弱。④脾肾阳虚证：尿浊，神疲畏寒，腰膝酸冷，肢体浮肿，下肢尤甚，面色苍白，小便清长，夜尿增多，或五更泄泻，舌淡体胖有齿痕，脉沉迟无力。

（2）兼证：①血瘀证：兼见舌色紫暗，舌下静脉迂曲，瘀点瘀斑，脉沉弦涩。②湿热证：胸脘烦闷，头重且沉，口苦口黏，纳呆泛恶，渴饮不多，大便黏滞，小便黄赤，灼热涩痛。舌红，苔黄腻，脉濡数或滑数。③湿浊证：水肿，肢体困重，胸闷腹胀，便溏，呕恶纳呆，口腻味臊。舌淡胖，苔白腻或浊腻，脉濡或缓。

（3）变证：①浊毒犯胃证：恶心呕吐频发，头晕目眩，周身水肿，或小便不行，舌质淡暗，苔白腻，脉沉弦或沉滑。②溺毒入脑证：神志恍惚，目光呆滞，甚则昏迷，或突发抽搐，鼻衄齿衄，舌质淡紫有齿痕，苔白厚腐腻，脉沉弦滑数。③水气凌心证：气喘不能平卧，心悸怔忡，肢体浮肿，下肢尤甚，咳吐稀白痰，舌淡胖，苔白滑，脉细小短促无根或结代。

一、药物外治法

（一）中药灌肠疗法

处方 202

黄连 30g，槐花 30g，丹参 30g，蒲公英 30g，生牡蛎 30g，生大黄 30g。

【用法】采用水煎方式将药物熬制成 400ml 药液，之后分为 2 袋，每袋 200ml。令患者将大便排尽，使用温水为其清洗肛周部位并涂抹适量润滑油。取膝胸位，若患者不耐受或年龄较大可取左侧位，并在其臀下位置垫上棉垫，并将臀部向上抬高 10cm。将之前备用的 200ml 中药药液加热至温热状态，约 37℃，后倒入空液体瓶内。将去掉头皮针的输液器，插入 14 号导尿管。在患者臀部下方垫好治疗巾、橡胶单，并将输液管中的空气排出，将输液器关闭。将导尿管前端润滑，缓慢插入患者肛门，观察患者耐受情况。导尿管插入深度控制在 25cm 左右，将输液器开关打开，滴速调整为 200 滴/分。灌肠结束后关闭输液器，将导尿管缓慢拔出。令患者保持左侧卧位 15 分钟，之后可改为仰卧，但仍需将臀部抬高 10cm，持续 0.5~1 小时。灌肠治疗每天 1 次，1 个疗程为 4 周。

【适应证】糖尿病肾脏疾病属浊毒犯胃证者。

【注意事项】近期行痔疮手术，肛周脓肿及腹泻者禁用。

【出处】《糖尿病新世界》2015，13：100-101.

处方 203

生大黄 30g，煅牡蛎 50g，泽泻 30g，丹参 15g，槐花 30g，附子 15g，黄芩 30g。

【用法】采用水煎方式将药物熬制成 400ml 药液，之后分为两袋，每袋 200ml。令患者将大便排尽，使用温水为其清洗肛周部位并涂抹适量润滑油。取膝胸位，若患者不耐受或年龄较大可取左侧位，并在其臀下位置垫上棉垫，并将臀部向上抬高 10cm。将之前备用的 200ml 中药药液加热至温热状态，约 37℃，后倒入空液体瓶内。将去掉头皮针的输液器，插入 14 号导尿管。在患者臀部下方垫好治疗巾、橡胶单，并将输液管中的空气排出，将输液器关闭。将导尿管前端润滑，缓慢插入患者肛门，观察患者耐受情况。导尿管插入深度控制在 25cm 左右，将输液器开关打开，滴速调整为 200 滴 / 分。灌肠结束后关闭输液器，将导尿管缓慢拔出。令患者保持左侧卧位 15 分钟，之后可改为仰卧，但仍需将臀部抬高 10cm，持续 0.5~1 小时。灌肠治疗每天 1 次，1 个疗程为 4 周。

【适应证】糖尿病肾脏疾病属脾肾阳虚证者。

【注意事项】近期行痔疮手术，肛周脓肿及腹泻者禁用。

【出处】《新疆中医药》2014，04：5-8.

（二）穴位贴敷法

处方 204

丹参、大黄、红花、白芥子等量。

【用法】上述药物研末，用醋调和，选穴：肾俞、肺俞、关元、足三里，每次贴敷 2~3 小时，每天 1 次，2 周为 1 个疗程，连续治疗 2 个疗程。

【适应证】糖尿病肾脏疾病水肿属血瘀证者。

【注意事项】贴敷时间不易过长，防止皮肤溃破，出现感染。

【出处】《四川中医》2019，04：121-123.

处方 205

葛根 10g，丹参 10g，肉桂 10g，赤芍 10g，黄芪 10g。

【用法】太冲、太溪、足三里、环跳、上巨虚、意舍、气海、肾俞。将调好的药物贴敷于穴位，4 小时后取下，每周贴敷 2 次。

【适应证】糖尿病肾脏疾病早期属脾肾阳虚证者。

【注意事项】皮肤过敏或破损者禁用。

【出处】《糖尿病新世界》2014，15：5.

（三）熏洗法

处方 206

丹参 30g，黄芪 40g，红花 20g，车前草 30g。

【用法】先将药加水浸泡 20 分钟，煮沸后再煮 10 分钟，将双足放至足盆上先熏，待药液温度降至 35~40℃时开始泡足，浸泡中逐渐加入热水，使水温维持在 40℃，水面在踝关节 10cm 以上，最好至足三里穴，每次浸泡 20 分钟，每天 1 次，4 周为 1 个疗程。

【适应证】糖尿病肾脏疾病有水肿属血瘀证者。

【注意事项】治疗期间需专人护理，控制水温、熏洗时间，要既能达到适宜的温度以助药力又能确保安全，有条件者建议使用恒温桶设定药液温度。对处方中中药成分过敏者须调整方剂，或停止该项治疗。皮肤破溃者禁用。

【出处】《四川中医》2013，06：109–110.

（四）穴位注射法

处方 207

黄芪注射液。

【用法】取双侧肾俞、足三里穴。选择适宜的消毒注射器和针头，抽取 1ml 黄芪注射液，在穴位局部消毒后，右手持注射器对准穴位，快速刺入皮下，然后将针缓慢推进，达一定深度后产生得气感，如无回血，便可将药液注入，隔日 1 次，4 周 1 个疗程。

【适应证】糖尿病肾脏疾病出现蛋白尿、乏力属气阴两虚证者。

【注意事项】对黄芪过敏者禁用。

【出处】《上海针灸杂志》2013，09：729–730.

（五）敷药法

处方 208

芒硝 2000g，大黄粉 100g，乳香 100g，没药 100g，冰片 20g，肉桂 50g。

【用法】将上药研磨成细粉，装入自制药袋中，根据水肿范围确定选择大、小药袋，嘱患者平卧，保持水肿下肢伸直，将药袋平铺于水肿处，用系带上下捆扎小腿部，松紧适宜为度，尽量全部覆盖水肿部位嘱外敷时减少下床活动，活动不便时可解下药袋，保证每日药袋外敷 3 小时。视药袋中药物的湿结成块程度决定是否更换药袋，若经过手动重复摇匀后，药袋中有超过 70% 的药物凝结成块，即可更换新药袋。平均 2 天更换 1 次药袋，7 天为 1 个疗程，共治疗 2 个疗程。

【适应证】糖尿病肾脏疾病下肢水肿明显者。

【注意事项】及时更换药袋，避免影响疗效。

【出处】《世界中西医结合杂志》2017，10：1425-1428.

（六）冰硝散塌渍联合空气波压力法

处方 209

芒硝 2000g，冰片 20g。

【用法】上药制成药袋外敷双下肢，同时使用空气压力治疗仪，选择压力 20~120mmHg，每天 1 次，1 次 30 分钟。

【适应证】糖尿病肾脏疾病下肢水肿者。

【注意事项】下肢血管闭塞或心功能差者禁用。

【出处】《中国中西医结合肾病杂志》2019，08：699-700.

二、非药物外治法

（一）针刺法

处方 210

第 1 组穴位：中脘、足三里、血海、地机、天枢、支沟、太溪、白环俞、肾俞、膏肓俞、阴陵泉、中极；第 2 组穴位：脾俞、风池、胃俞、胰俞、志室、三阴交、涌泉、肺俞、肝俞、丰隆、膈俞、三焦俞、复溜。

【操作】分两组腧穴，针刺得气后平补平泻，留针 30 分钟。2 组均以 4 周为 1 个疗程。

【适应证】糖尿病肾脏疾病属脾肾阳虚证者。

【注意事项】针刺后当日禁止沐浴，防止感染。

【出处】《中国民间疗法》2017，03：57-58.

（二）耳穴压豆法

处方 211

选穴：胰胆、内分泌、脾、肾、膀胱。

【操作】耳廓常规 75% 乙醇消毒，然后用镊子将粘有 1 粒王不留行籽的方形小胶布（0.6cm×0.6cm）对准耳穴，贴紧后以拇指和食指置于耳廓的正面和背面进行对压按揉，手法由轻到重，至患者有胀、酸感或微感刺痛及耳廓发热为度。每次贴压一侧耳穴，嘱患者每日餐前按压耳穴处 3 分钟，3 次 / 天。每隔 3 天换药 1 次，贴压另一侧耳穴，共治疗 12 周。

【适应证】糖尿病肾脏疾病早期属脾肾阳虚证者。

【注意事项】耳廓皮肤有炎症或冻伤者不宜采用。

【出处】《中医临床研究》2014，14：38-39.

（三）穴位埋线法

处方 212

主穴：脾俞、足三里、肾俞、胰俞；配穴：血瘀证加血海、膈俞，痰湿证加丰隆，阴虚证加三阴交。

【操作】患者取舒适体位，常规消毒，采用注线法，使用 8 号一次性注射针头，用消毒镊子将 0.5~1cm 长 2/0 号羊肠线置于一次性注射针头前端内，快速刺入选定穴位皮下，进针深度约 1~1.5cm，局部有酸胀麻感，即得气后用一次性针灸针插入针管内，将羊肠线推入穴位后，拔出注射针头，针眼处用创可贴覆盖。6 小时后可以淋浴，不影响任何活动。每 10 天穴位埋线 1 次，治疗 3 个月。

【适应证】糖尿病肾脏疾病早期属脾肾阳虚证者。

【注意事项】埋线后 6 小时内禁止沐浴，防止感染。

【出处】《中国针灸》2012，05：390-394.

（四）灸法

处方 213

肾俞、膈俞。

【操作】清艾条行温和灸法，每穴每次 15 分钟。每日 1 次，每周 6 次，2 周为 1 个疗程。

【适应证】糖尿病肾脏疾病早期属脾肾阳虚证者。

【注意事项】皮肤破损者禁用。

【出处】《上海针灸杂志》2012，12：891-892.

综合评按：根据糖尿病肾脏疾病的临床表现，该病多属于中医"水肿""消渴"等范畴，中医认为过食肥甘、情志失调、禀赋不足等均可导致消渴。多数医家认为糖尿病肾脏疾病初期为消渴，中期出现一些变证如水肿，后期因久病全身脏腑功能衰竭为虚劳，其病变脏腑主要在肾，累及脾、胃、肝。本节收录的外治疗法中，中药足浴法、穴位注射、针灸、耳穴，具有副作用较小、费用低廉、操作简单方便、易于推广等优势，且能调节机体阴阳平衡、有效控制和延缓病情的进展，疗效肯定。中药灌肠方能改善患者症状，同时可以保护肾脏，降低肌酐及尿微量白蛋白水平，延缓糖尿病肾病的进展恶化，提高患者生存质量，且副作用小、安全、方便治疗。中医外治法作为治疗糖尿病肾病的有效治疗方法，联合内治法的疗效明显，并可以弥补内治法的不足，且操作简便，可行性高，值得在临床中推广应用，糖尿病肾病的中医药治疗显示出明显优势。

第二十四节　尿酸性肾病

尿酸性肾病指尿酸产生过多或排减少形成高尿酸血症，尿酸盐沉积于肾脏而引起的肾脏病变。本病是西方国家的一种常见病，欧美国家发病率约为 0.3%，欧洲透析移植协会报道由痛风所致的终末期肾衰者占 0.6%~1.0%。据 Zollinger 统计，尿酸性肾病在 2300 例尸体解剖中占 0.2%，而痛风患者的尸体解剖几乎都有肾脏损害。既往认为本病在我国罕见，近年来随着饮食结构变化及医药卫生状态的改善，其发病率已逐年增加，以中老年男性发病率较高。该病在中医文献中多归之于"痹证""痛风""历节""淋证""关格""溺毒"诸范畴。

1. 临床诊断

（1）多见于中年以上男性患者或绝经期妇女，有痛风性关节炎或痛风结节、尿酸性尿路结石等病史。

（2）男性血尿酸＞ 417mmol/L，女性血尿酸＞ 357mmol/L；肾功能正常者，尿酸分泌超过 800mg/ 天。

（3）临床可见慢性间质性肾炎表现，早期可仅有轻至中度蛋白尿及尿浓缩功能减退（晨尿渗透压低），肾小球过滤正常，晚期可有高血压和氮质血症；

（4）肾小球滤过率≥ 30ml/ 分；

（5）排除继发性尿酸性肾病。

2. 中医分型

本证：

（1）脾肾气虚证：面色无华，腰膝酸软，食欲不振。神疲乏力，下肢浮肿，口淡不欲饮，尿频或夜尿多。舌淡红，有齿痕，苔薄，脉细。

（2）脾肾阳虚证：面色苍白（或黧黑），浮肿，畏寒肢冷，腰膝关节酸痛或冷痛，足跟痛。精神萎靡，纳呆或便溏（五更泄），遗精、阳痿、早泄或月经失调，夜尿频多清长。舌嫩淡胖，有齿痕，脉沉细或沉迟无力。

（3）气阴两虚证：腰酸膝软，面色无华，少气乏力。口干咽燥，五心烦热，夜尿频多，筋脉拘急，屈伸不利，大便干结。舌质红，舌体胖，脉弦细无力。

（4）阴阳两虚证：腰酸膝软，极度疲乏，畏寒肢冷，五心烦热。头晕目眩，大便稀溏，夜尿清长，口干欲饮，潮热盗汗。舌淡白、胖嫩，有齿痕，脉沉细。

标证：

（1）湿热内蕴证：四肢沉重，关节灼热肿痛，颜面或下肢浮肿。皮肤疖肿、疮疡，咽喉肿痛，关节痛风石形成，局部红肿疼痛，小便黄赤、灼热或涩痛不利，大便黏滞不爽或秘结。舌红，苔黄腻，脉濡数或滑数。

（2）瘀血阻络证：腰及全身关节刺痛，痛有定处、拒按、口唇、齿龈、爪甲紫暗，肤表赤缕，或腹部青筋外露。面色黧黑或晦暗，肌肤甲错或身有瘀斑，肢麻屈伸不利，病久关节变形。舌质紫暗或有瘀点、瘀斑，脉涩或细。

（3）寒湿痹阻证：畏寒，关节冷痛重着，遇寒加重，得热痛减。局部酸麻疼痛，昼轻夜重，常于天寒雨湿季节发作，或见皮下硬结，红肿不甚，夜尿多，小便清长。舌淡胖，苔白滑，脉弦紧或迟缓。

（4）痰浊内阻证：面色萎黄，关节肿痛不红，肢体困重或麻木、屈伸不利。头重昏蒙，胸脘痞闷，纳呆恶心，口干不欲饮，口中黏腻，咳白黏痰。舌质淡胖，苔白厚腻，脉滑或弦。

一、药物外治法

（一）贴敷法

处方 214

金黄散：黄柏、姜黄、白芷、大黄各 250g，天花粉 500g，制南星、炒苍术、姜厚朴、陈皮、甘草各 100g。

【用法】共研细末混匀。每次 20g 用热水调糊局部外敷。方中胆南星、苍术、厚朴、陈皮、白芷、黄柏、天花粉具有理气通滞化石消肿之功，姜黄、生大黄属活血化瘀、消肿止痛之品。诸药配伍共奏清热解毒、祛湿消肿、活血止痛之功效。

【适应证】尿酸性肾病伴有关节红肿热疼者。

【注意事项】皮肤过敏或感染者禁用。

【出处】徐蕾.《痛风中医特色疗法》人民军医出版社.

处方 215

如意金黄散、蜂蜜、醋。

【用法】以 1∶1∶2 的比例将蜂蜜、醋以及金黄散调制成糊状，密封后放入冰箱冷藏，待其温度降至 4℃时进行冷敷。

【适应证】尿酸性肾病伴有关节疼痛者。

【注意事项】皮肤过敏或感染者禁用。

【出处】《亚太传统医药》2016，12（10）：115.

（二）洗浴法

处方 216

苦参、土茯苓各 30g，紫草、鸡血藤各 50g，刺蒺藜、虎杖、海风藤、海桐皮、五加皮、川芎、桃仁、红花、知母、黄柏、薏苡仁、枯矾各 20g，冰片 10g。

【用法】上药加水至 1L，煎煮约 1 小时，倒入瓷盆中，先熏洗患侧踝关节，并遮盖浴巾，药液温度降至不烫皮肤时，则将患侧踝关节置入药液中浸泡 30 分钟，浸泡过程中用布块予以按摩。泡洗 3 次 / 天，连续治疗 7 天。

【适应证】尿酸性肾病属湿热内蕴者。

【注意事项】浸泡过程中应注意水温，避免烫伤皮肤。

【出处】《中医临床研究》2012，8（19）：83.

（三）中药灌肠疗法

处方 217

大黄 15~30g，蒲公英 15~30g，生地榆 15~30g，煅牡蛎 30g。

【用法】采用水煎方式将药物熬制成 400ml 药液，之后分为两袋，每袋 200ml。令患者将大便排尽，使用温水为其清洗肛周部位并涂抹适量润滑油。取膝胸位，若患者不耐受或年龄较大可取左侧位，并在其臀下位置垫上棉垫，并将臀部向上抬高 10cm。将之前备用的 200ml 中药药液加热至温热状态，约 37℃，后倒入空液体瓶内。将去掉头皮针的输液器，插入 14 号导尿管。在患者臀部下方垫好治疗巾、橡胶单，并将输液管中的空气排出，将输液器关闭。将导尿管前端润滑，缓慢插入患者肛门，观察患者耐受情况。导尿管插入深度控制在 25cm 左右，将输液器开关打开，滴速调整为 200 滴 / 分。灌肠结束后关闭输液器，将导尿管缓慢拔出。令患者保持左侧卧位 15 分钟，之后可改为仰卧，但仍需将臀部抬高 10cm，持续 0.5~1 小时。灌肠治疗每天 1 次，1 个疗程为 4 周。

【适应证】尿酸性肾病肌酐升高属湿热内蕴证者。

【注意事项】肠内肿瘤及腹泻者禁用。

【出处】《药品评价》2014，01：28-31.

二、非药物外治法

（一）针刺加红外线法

处方 218

血海、足三里、三阴交、曲池、阳陵泉。

【操作】直刺血海、足三里、三阴交，并行捻转补法，然后直刺曲池、阳陵泉，并行捻转泻法，阿是穴施行平刺法，与此同时疼痛部位采用红外线灯照射，需注意出针时摇大针孔，适当挤压，治疗 5 天。

【适应证】尿酸性肾病关节疼痛者。

【注意事项】针刺后当日避免沐浴，防止感染。

【出处】《中国医药指南》2012，10（35）：301-302.

（二）刺血加针刺法

处方 219

三阴交、足三里、合谷、曲池、太溪、阴陵泉。

【操作】取三阴交、足三里、合谷、曲池、太溪、阴陵泉为主穴，根据疼痛具体部位选取配穴：趾关节胀痛者加取太冲、隐白；膝关节胀痛者加取内外膝眼、阳陵泉、梁丘穴；踝关节肿痛者加取昆仑、绝骨、丘墟穴；肘关节疼痛者加取手三里、天井；腕关节胀痛者加取外关、阳溪、阳池穴。采用泻法直刺上述穴位，得气后于三阴交、足三里、阴陵泉处施灸，每次留针 30 分钟，每日 1 次，10 次为 1 个疗程。刺血治疗操作方法：取阿是穴，穴位血脉暴露后进行消毒，注射器针头迅速刺入，酒精棉球轻擦此处，防止血液凝固。3 天 1 次，连续治疗 3 次。

【适应证】尿酸性肾病关节疼痛发作者。

【注意事项】血小板减少或凝血时间延长等血液病患者禁用。

【出处】《亚太传统医药》2016，（06）：115.

（三）耳针法

🥣 处方 220

交感、神门、内分泌、肾、脾。

【操作】每次选 3~5 穴，行强刺激，留针 30 分钟。

【适应证】高尿酸肾病属脾肾阳虚证者。

【注意事项】耳廓皮肤有炎症或冻伤者不宜采用。

【出处】《药品评价》2014，01：28-31.

（四）梅花针加火罐疗法

🥣 处方 221

疼痛部位表面。

【操作】用酒精棉球在疼痛部位表面消毒，选择七星梅花针，医生右手持针柄，以无名指和小指将针柄末端固定于手掌小鱼际处，用中指和拇指加持针柄，右肘关节相对固定，用腕部弹力使针柄上下跳动叩打，在针尖接触到皮肤瞬间随皮肤的反作用力顺势提针，落针时要轻、准、稳，提针要快，针尖与皮肤呈垂直接触，要求力度由轻到重，以患者能忍受和皮损部位微微出血为度。火罐疗法。在每个部位叩刺完成后，迅速按照皮损的部位、面积大小选用不同型号的玻璃罐用闪火法将罐置于叩刺部位，留罐10~15 分钟，局部出血 2ml，起罐后用消毒棉球擦净血迹。小关节或不方便拔罐处可用三棱针点刺放血 3~8 滴后，用消毒棉球擦净血迹。治疗频次应视疼痛发生的部位、面积的大小及病情的演变酌情而定，同一部位治疗 5 次为 1 个疗程，每两天 1 次。

【适应证】用于各种证型的尿酸性肾病痛风发作者。

【注意事项】对药物有过敏反应者；皮肤状况或体质虚弱不适合采用放血治疗者；哺乳期或妊娠期妇女；肝肾功能损伤者；合并有严重造血与心脑血管疾病，体质虚弱难以接受放血疗法或不能按要求完成治疗者；血小板减少或凝血时间延长等血液病患者；痛风反复发作和重度痛风性关节炎患者；精神障碍或未按医嘱治疗，无法对疗效进行判定者。

【出处】王钢，陈以平，邹燕勤.《现代中医肾脏病学》人民卫生出版社.

综合评按：尿酸性肾病进展缓慢，常经历 10~20 年才会发生肾衰。近年来已经引起中医与中西结合学者关注，在其治疗方面，也积累了不少经验，临床报告不少。高尿酸引起的关节疼痛，即痛风，历代医家都有所论述。元代朱丹溪《格致余论》就曾列痛风专篇，云："彼痛风者，大率因血受热已自沸腾，其后或涉水或立湿地……寒凉外抟，热血得寒，污浊凝涩，所以作痛，夜则痛甚，行于阴也。"明代张景岳《景岳全书·脚气》中认为，外是阴寒水湿，今湿邪袭人皮肉筋脉；内由平素肥甘过度，湿壅下焦。本节收录的外治法中，贴敷法对于关节疼痛效果最好；中药灌肠使尿酸通过肠道排出；中药熏洗使患者病变部位接受药物的作用，通过经脉及皮肤吸收作用直达患处可缓解疼痛，保护肾脏；针刺及红外线等物理直接刺激可直达患处。这些方法简便易行、安全可靠、副作用小，不伤阴败胃，可避免久服过服寒凉克伐之品导致脾肾进一步亏虚，适于年老体弱者，体现了痛风肾病中医外治的优势。

第二十五节　多囊肾

多囊肾病是一种先天性肾脏异常的遗传性疾病，双侧肾脏的皮髓质均可累及，表现为双侧多个小管节段或肾小球囊进行性扩张，形成多个液状囊肿，导致不同程度的肾功能损害。多囊肾的临床表现多样，晚期可出现严重并发症，但至今尚无有效的治疗措施，临床治疗主要是对症处理，无法有效延缓疾病进展。欧美国家和我国上海地区的血液透析患者资料数据库均显示，多囊肾病是导致终末期肾病的第 4 位病因。中医学并无"多囊肾"这个病名，在临床根据本病腰痛、腹内结块、血尿、高血压、腰部或胀或痛的表现，以及后期肾功能受损，多参照"积聚""癥块""腰痛""尿血"等论治，到了慢性肾衰竭终末期多按中医"关格"辨证治疗。

1. 临床诊断

（1）主要诊断依据：① B 超检查肾皮质、髓质布满无数大小不等的液性囊肿；②明确的常染色体显性遗传性多囊肾（ADPDK）家族史；③基因连锁分析呈阳性结果。

（2）辅助诊断依据：①多囊肝；②肾功能不全；③胰腺或脾脏囊肿；④心脏瓣膜异常；⑤颅内动脉瘤；⑥腹部疝。

2. 中医分型

（1）脾肾不足，气滞湿阻证：头重，乏力，腰膝软，腹块不大，胀痛不甚，或无症状，仅在体检时 B 超或 CT 等检查发现，有多囊肾病变的存在。舌质淡红，苔薄白。

（2）肝肾亏虚，瘀血内结证：形体消瘦，胸胁胀满，腹部膨隆，腰痛坠胀，腹部巨大肿块，按之痛甚，面色黧黑，舌质暗红，苔薄，脉弦涩。

（3）正气衰败，浊毒内阻证：精神萎靡，面浮灰滞，形瘦不支，纳食锐减，腹大如鼓，腹块硬实，或伴恶心、呕吐，尿少尿闭，神昏谵语等，肾功能日渐恶化，舌质淡胖、紫暗，苔浊腻，脉细弦或沉弱。

一、药物外治法

（一）中药离子导入法

处方 222

川牛膝 30g，薏苡仁 20g，三棱 10g，莪术 10g，青盐 10，血竭 10g，冰片 10g，川芎 30g，生地 30g，三七 10g。

【用法】上药熬制成中药煎剂，浸入纱布垫，加热后贴敷于两侧肾区经穴部位（肾俞穴、命门穴、志室穴、三焦俞穴、肓门穴、悬枢穴），把中频离子治疗仪两电极板置于浸入中药液的纱布垫之下，患者肾区正对药垫平躺于药垫之上做治疗。每次 40~60 分钟，2 次 / 天。

【适应证】多囊肾肝肾亏虚，瘀血内结证。

【注意事项】孕妇及哺乳期妇女、皮肤溃烂者、过敏者禁用。

【出处】《四川医学》2018，10：1181-1185.

（二）中药灌肠疗法

处方 223

败酱草、蒲公英各 50g，土茯苓、车前草、红藤、黄柏、延胡索各 30g。

【用法】采用水煎方式将药物熬制成 400ml 药液，之后分为两袋，每袋 200ml。令患者将大便排尽，使用温水为其清洗肛周部位并涂抹适量润滑油。取膝胸位，若患者不耐受或年龄较大可取左侧位，并在其臀下位置垫上棉垫，并将臀部向上抬高 10cm。将之前备用的 200ml 中药药液加热至温热状态，约 37℃，后倒入空液体瓶内。将去掉头皮针的输液器，插入 14 号导尿管。在患者臀部下方垫好治疗巾、橡胶单，并将输液管中的空气排出，将输液器关闭。将导尿管前端润滑，缓慢插入患者肛门，观察患者耐受情况。导尿管插入深度控制在 25cm 左右，将输液器开关打开，滴速调整为 200 滴 / 分。灌肠结束后关闭输液器，将导尿管缓慢拔出。令患者保持左侧卧位 15 分钟，之后可改为仰卧，但仍需将臀部抬高 10cm，持续 0.5~1 小时。

【适应证】多囊肾正气衰败，浊毒内阻证。

【注意事项】肠内肿瘤患者禁用。

【出处】《河南中医》2014，12：2491–2492.

（三）敷药法

处方 224

皂荚 10g，水蛭 10g，生大黄 20g，僵蚕 15g，土鳖虫 20g。

【用法】上药共为细末，用醋、黄酒调成糊，敷双肾区，3 日换药 1 次。

【适应证】多囊肾肝肾亏虚，瘀血内结证。

【注意事项】孕妇及哺乳期妇女、皮肤溃烂者、过敏者禁用。

【出处】《中外健康文摘》2014，（20）：37–38.

二、非药物外治法

（一）隔附子饼灸法

处方 225

肾俞、命门。

【操作】取艾炷 3 壮，附子饼 1 片，每次每穴 3 壮，每壮含纯艾绒 2g，隔天治疗 1 次。

【适应证】多囊肾脾肾不足，气滞湿阻证。

【注意事项】孕妇及哺乳期妇女、皮肤溃烂者、过敏者禁用。

【出处】王钢，陈以平，邹燕勤.《现代中医肾脏病学》人民卫生出版社.

（二）一穴多针法

处方 226

主穴肾俞，配穴足三里。

【操作】穴位局部消毒，选用 30 号 3 寸毫针，先快速刺肾俞，提插用补法，针感向下或向腹部放射为佳，再在穴位周围斜刺，平刺 5~6 针，有针感即可。留针 30 分钟，主针用艾灸 7 壮，用补法刺足三里。7 天为 1 个疗程，每疗程间隔 3 天。

【适应证】多囊肾肝肾亏虚，瘀血内结证。

【出处】《北京中医药》2001，20（3）：28.

（三）针刺法

处方 227

双足三里、双三阴交、外关、肝俞、肾俞。

【操作】2 寸或 2.5 寸毫针向下斜刺，要求有触电样感，放射至前阴再留针 15 分钟。隔日针治 1 次，5 次为 1 个疗程，疗程间隔休息 3 天，继续下一个疗程。

【适应证】多囊肾肝肾亏虚，瘀血内结证。

【注意事项】血小板减少或凝血功能亢进者禁用。

【出处】《中华临床医学杂志》2005，6（6）：122.

综合评按： 多囊肾作为基因突变的遗传性疾病，至今仍无确切的药物或者方法进行根治，关键在于治疗其并发症，延缓病情发展，保护患者的肾功能，提高患者的生活质量。对于本病外治法文献报道较少，本节收录的外治法中，疗效较好的外治法为肾区穴位贴敷及中药灌肠，这两种方法对于肾功能保护及毒素排出有较好的治疗作用。其次针刺法报道也较多，比如"一穴多针"，补肾俞、足三里，并灸，可强肾健脾，扶养正气，佐以逐瘀散瘤。针灸手法可调整阴阳平衡，补气血，升阳气，强肝肾，助疏泄，减轻腹胀和腰部的疼痛。对于本病，应内治法与外治法并用，祛邪与扶正兼顾，切中病机，才能颇奏良效。中医药在治疗多囊肾病中发挥着越来越大的作用，医家往往根据患者的临床症状辨证论治，每获良效，尤其采用中西医结合方法和中医外治法更是相得益彰。

第二十六节　肾结石

肾结石是指一些晶体物（如钙、草酸、尿酸、胱氨酸等）和有机质（如基质 A、酸性黏多糖等）在肾脏的异常聚积。肾结石大多数位于肾盏或肾盂，随着结石下移可停留在输尿管和膀胱。本病发病率存在地区分布差异，在美、英、东南亚和印度等地发病率甚高，我国在两广、云、贵、川、湘、赣等南方地区发病率较高。随着人民生活水平提高，肾结石的发病率及住院治疗人数正在增加。对肾结石的论述在《金匮要略》就有明确记载，指出："淋之为病，小便如粟状，小腹弦急，痛引脐中。"所谓"小便如粟"，即尿中排出结石，状如粟粒之意。至《华佗神方》的描述更为详尽："石淋者，淋而出石也。其症小便则茎里痛，溺不能卒出，痛引小腹膀胱，里急，砂石从小便导出，甚则塞痛，令闷绝。"《杂病广要》指出："砂淋者，脐腹中隐痛，小便难，其痛不可忍须臾，从小便中下如砂石之类。"

1. 临床诊断

（1）病史：详细询问病史，包括职业、工作环境及饮食习惯；是否患过内分泌或泌尿系疾病；是否服过特殊药物；家族成员中有无肾结石或遗传疾病；过去有无肾绞痛发作、排石史等。

（2）症状：主要是疼痛，急性发作时以肾绞痛为主，疼痛剧烈，疼痛位于患侧肾区向同侧腹股沟放射，可伴有尿频、尿急、尿痛，恶心呕吐。急性肾绞痛常伴有血尿，结石合并感染还可形成脓尿。另外还可出现少尿、无尿、肾功能衰竭的表现。

（3）体征：在肾绞痛不发作时，除患侧脊肋角有轻度叩击痛外，大致正常。在绞痛发作时，患者躯体屈曲，腹肌紧张，难以进行检查。一般在脊肋角有压痛及局部肌紧张，在多数没有梗阻的肾结石，体检可完全正常。

（4）实验室检查：尿常规：镜下或肉眼血尿，合并感染者以脓细胞为主，新鲜尿液有时可见结晶；血生化：并发尿毒症，血肌酐、尿素氮升高，二氧化碳结合力降低，高钾或低钾血症；X 线检查：腹部平片对草酸钙、磷酸钙及部分磷酸铵镁的结石，能确定其位置，大小及形状。静脉肾盂造影（IVP）：腹部平片未显示的肾结石，通过 IVP，可见肾结石区充盈缺损。B 超、CT 和磁共振诊断准确性高。

2. 中医分型

（1）湿热蕴结证：尿中夹有砂石，小便艰涩、疼痛，少腹拘急，或腰腹绞痛，舌红，苔黄腻，脉弦数。

（2）气滞血瘀证：腰腹胀，少腹拘急刺痛，尿中夹有血块，舌紫暗或有瘀斑，苔薄黄腻，脉弦数。

（3）脾肾两虚证：腰腹隐痛，面色晦暗，神疲乏力，排尿无力，小腹坠胀，舌淡，苔白，脉细。

（4）肾阴不足证：排尿淋漓不尽，口干心烦，目眩，头晕耳鸣，舌红少苔，脉细数。

一、药物外治法

（一）穴位贴敷法

处方 228

甘遂、大戟、芫花各等量，大枣 10 枚。

【用法】上药加工成药末，以 75% 乙醇加蜂蜜适量调成膏，每用 3~5g 用胶布固定于神阙、中极、肾俞（双）、阴陵泉（双）、三阴交（双）穴位。药物 1 次贴敷 48 小时，取药后停药 6 小时继续外敷药。

【适应证】肾结石属湿热蕴结证者。

【注意事项】本方有毒，避免误食。

【出处】《中医外治杂志》2012，02：62-63.

（二）中药离子导入法

处方 229

酒大黄 15g，川芎 30g，威灵仙 20g，三棱 10g，莪术 10g，红花 12g，蒲公英 20g，薄荷 9g，冰片 3g。

【用法】将上述药物粉碎，米醋拌匀，装入药袋，蒸 30 分钟，待冷却至不烫为度，分别置于患侧肾区或阿是穴及对侧相同部位，将导入仪电极片放在药袋上，一次性中单包裹固定，用 HY-D 电脑中频药物导入治疗仪治疗 30 分钟，每日 2 次，电压大小以患者舒适为度。7 天为 1 个疗程。

【适应证】肾结石属气滞血瘀证者。

【出处】《河北中医》2009，02：197-198.

（三）穴位注射法

处方 230

山莨菪碱针。

【用法】肾俞、关元、阳关、足三里为主穴，中极、三阴交、腰俞为配穴。选择适宜的消毒注射器和针头，抽取 1ml 山莨菪碱注射液，在穴位局部消毒后，右手持注射器对准穴位，快速刺入皮下，然后将针缓慢推进，达一定深度后产生得气感，如无回血，便可将药液注入，隔日 1 次，4 周为 1 个疗程。

【适应证】肾结石。

【注意事项】有出血倾向者禁用。

【出处】王钢，陈以平，邹燕勤.《现代中医肾脏病学》人民卫生出版社.

二、非药物外治法

（一）灸法

处方 231

取肾俞、太溪、关元、涌泉；输尿管结石取气海俞、水分、照海、三阴交；同时，还可选膀胱俞、中极、承筋、跗阳等。

【操作】每穴以艾条灸 5 分钟，每日灸 1 次，必要时可每日灸 2 次，10 日为 1 个疗程，隔 3 日灸下一个疗程。灸后 10 分钟让患者饮水，饮水量要大。

【适应证】肾结石属脾肾两虚证者。

【注意事项】灸后患者要大量饮水。

【出处】《针灸临床杂志》1997，12：36-37.

（二）耳穴压豆法

处方 232

耳穴之肾、膀胱、输尿管、尿道、三焦、肾上腺、腰骶椎、内分泌。

【操作】于穴位处放置王不留行籽，胶布固定，每穴 1 粒，每 3 小时按压 1 次，每次 15 分钟。以耳穴部灼热、微痛为度。嘱耳压前饮水 250~500ml，耳压后跳跃 3 分钟。20 次为 1 个疗程。

【适应证】肾结石属气滞血瘀证者。

【出处】《上海中医药杂志》1990，02：19.

（三）针刺法

🥣 处方 233

三阴交（双）、足三里（双）、阴陵泉（双）、气海、肾俞（双）、关元、水分。

【操作】对患者的穴位进行常规消毒，对三阴交、足三里、阴陵泉、水分进行针刺时，主要采用泻法。对气海、肾俞、关元进行针刺时，主要采用泻法。首先采用俯卧位，对双肾俞进行针刺，得气后待患者有胀麻感时将针拔出，然后改为采取仰卧位，对其他穴位进行针刺，得气后再次行针 1 次，留针 30 分钟。

【适应证】肾结石气滞血瘀证。

【注意事项】针刺后大量饮水，并适当运动。

【出处】《世界最新医学信息文摘》2016，56：118.

（四）电针法

🥣 处方 234

肾俞或膀胱俞（阴极），关元或水道（阳极）。

【操作】取病侧上下两个穴位，进针得气后用可调波，强度电量的大小因人而异，一般以患者感到舒适为度。临床治疗，一般持续通电 15 分钟左右，从低频到中频，使患者出现酸、胀、热等感觉或局部肌肉作节律性的收缩。

【适应证】肾结石气滞血瘀证。

【注意事项】血小板减低或者凝血功能异常者禁用，治疗结束后患者应大量饮水。

【出处】《世界最新医学信息文摘》2016，56：118.

综合评按： 从中医角度分析，可以将肾结石划分在中医学的"石淋""血淋"等范畴。翻阅中医古籍，诸如《丹溪心法·淋》《诸病源候论·诸淋病候》等，都可以发现中医治疗肾结石主要采用清热利湿法以对结石的排出起到促进作用。且中医认为，若能够使气机顺畅，通利水道则可以促使结石顺利排出。本节收录的外治法中，效果较好的为针刺和穴位注射。电针、普通针刺三阴交、足三里、阴陵泉，可以起到健脾的作用，这样对于运化水湿起到促进作用，且利尿，可以对气机起到疏通作用。针刺气海，可以起到益元气以升脾阳的作用。肾俞为背俞穴，针刺肾俞，可以起到补肾利尿的作用。作为脾经穴位，阴陵泉可以起到利湿清热的作用。针刺水分可以分利水道。诸穴合用可以对水道起到疏通调节作用，利于排石。用解痉药物按照上述针刺穴位进行穴位封闭，中西医结合，可缓解输尿管痉挛，利于结石的排出。中药离子导入有化瘀通络、活血止痛作用；艾灸能缓解结石痉挛引起的疼痛，缓解痉挛后，利于结石排出；穴位贴敷方便无痛苦，患者易接受。

第二十七节　急性肾功能衰竭

急性肾功能衰竭是一个综合征，是由于各种原因导致的两肾排泄功能在短期内（数小时或数天）迅速减退，氮质代谢废物堆积，水、电解质、酸碱平衡失调，血肌酐和尿素氮呈进行性升高（通常血肌酐每日上升84~176.8mmol/L，尿素氮上升36~107mmol/L），常伴少尿或无尿。急性肾小管坏死导致的急性肾衰临床上常表现为少尿期、多尿期及恢复期 3 个阶段。急性肾衰也有尿量不减少者，称为非少尿型急性肾衰。急性肾功能衰竭可见于各科疾病，尤其常见于内科、外科及妇产科疾患，不同病因所致急性肾衰发病机制不同，临床表现及治疗预后也不同。如及早诊断及救治，则肾功能可能完全恢复，若病情严重，诊治不及时，或并发多脏器功能衰竭，病死率依然较高。急性肾衰为西医学诊断，古代中医根据迅速出现的少尿、无尿、水肿、恶心等表现，将其归属于"癃闭""关格""肾风""溺毒"等范畴。

1. 临床诊断

（1）常继发于各种严重疾病所致的周围循环衰竭或肾中毒后，但亦有个别病例可无明显的原发病。

（2）急骤地发生少尿（＜ 40ml/24 小时），但亦有非少尿型患者可无少尿表现，在个别严重病例（肾皮质坏死）可无尿（＜ 100ml/24 小时）。

（3）急骤发生和与日俱增的氮质血症。

（4）经数日至数周后，如处理得当，会出现多尿期。

（5）尿常规检查呈等张尿（比重 1.010~1.016），蛋白尿（常为 +~++），尿沉渣常有颗粒管型、上皮细胞碎片、红细胞和白细胞。

2. 中医分型

（1）少尿期：①热毒炽盛证：尿量急骤减少，甚至闭塞不通，发热不退，口干欲饮，头痛身痛不安，舌质绛红，苔黄干，脉数。②火毒瘀滞证：尿点滴难出，或尿血、尿闭，高热谵语，吐血，衄血，斑疹紫黑或鲜红，舌质绛紫，苔黄焦或芒刺遍起，脉细数。③湿热蕴结证：尿少尿闭，恶心呕吐，口中尿臭，发热口干而不欲饮，头痛烦躁，重者可神昏抽搐，舌苔黄腻，脉滑数。④气脱津伤证：尿少或无尿，汗出黏冷，气微欲绝，或喘咳息促，唇黑甲青，脉数或沉伏。多见于吐泻失水或失血之后。

（2）多尿期：①气阴两虚证：全身疲乏，咽干思饮，尿多清长，舌红少津，脉细。②肾阴亏损证：腰酸疲乏，尿多不禁，口干欲饮，舌红，苔少，脉细。

一、药物外治法

（一）中药灌肠疗法

🥣 处方 235

尿毒清颗粒剂。

【**用法**】尿毒清颗粒 10g 加 0.9% 氯化钠注射液 100ml 保留灌肠，用 16~18 号一次性导尿管代替肛管，用液状石蜡充分润滑后，按常规灌肠法操作：取左侧卧位、经肛门轻轻插入肛门约 10cm 松开止血钳，左手固定乳突处，推入 5~10ml 药液，再缓慢边进边推，至 30cm 时全部注入。推药时注意患者反应。拔出肛管、手指（纸）按压并轻柔肛门，膝胸卧位 30 分钟后改为平卧位，向患者讲解正确卧位的重要性，嘱最大限度保留药液，确保药物发挥最大疗效。

【**适应证**】急性肾衰属肾阴亏损证者。

【注意事项】肠道肿瘤禁用。

【出处】《中国当代医药》2011，16：59-60.

处方 236

生大黄 15~30g，附子 9g，牡蛎 30g，六月雪 30g，蒲公英 15g。

【用法】采用水煎方式将药物熬制成 400ml 药液，之后分为两袋，每袋 200ml。令患者将大便排尽，使用温水为其清洗肛周部位并涂抹适量润滑油。取膝胸位，若患者不耐受或年龄较大可取左侧位，并在其臀下位置垫上棉垫，并将臀部向上抬高 10cm。将之前备用的 200ml 中药药液加热至温热状态，约 37℃，后倒入空液体瓶内。将去掉头皮针的输液器，插入 14 号导尿管。在患者臀部下方垫好治疗巾、橡胶单，并将输液管中的空气排出，将输液器关闭。将导尿管前端润滑，缓慢插入患者肛门，观察患者耐受情况。导尿管插入深度控制在 25cm 左右，将输液器开关打开，滴速调整为 200 滴 / 分。灌肠结束后关闭输液器，将导尿管缓慢拔出。令患者保持左侧卧位 15 分钟，之后可改为仰卧，但仍需将臀部抬高 10cm，持续 0.5~1 小时。

【适应证】急性肾衰少尿期属热毒炽盛证者。

【注意事项】肠内肿瘤患者禁用。

【出处】王钢，陈以平，邹燕勤.《现代中医肾脏病学》人民卫生出版社.

处方 237

大黄 30g，蒲公英 30g，牡蛎 30g，丹参 30g，黄芪 30g。

【用法】采用水煎方式将药物熬制成 400ml 药液，之后分为 2 袋，每袋 200ml。令患者将大便排尽，使用温水为其清洗肛周部位并涂抹适量润滑油。取膝胸位，若患者不耐受或年龄较大可取左侧位，并在其臀下位置垫上棉垫，并将臀部向上抬高 10cm。将之前备用的 200ml 中药药液加热至温热状态，约 37℃，后倒入空液体瓶内。将去掉头皮针的输液器，插入 14 号导尿管。在患者臀部下方垫好治疗巾、橡胶单，并将输液管中的空气排出，将输液器关闭。将导尿管前端润滑，缓慢插入患者肛门，观察患者耐受情况。导尿管插入深度控制在 25cm 左右，将输液器开关打开，滴速调整为 200 滴 / 分。灌肠结束后关闭输液器，将导尿管缓慢拔出。令患者保持左侧卧位 15 分钟，之后可改为仰卧，但仍需将臀部抬高 10cm，持续 0.5~1 小时。

【适应证】急性肾衰属热毒炽盛证者。

【注意事项】肠内肿瘤患者禁用。

【出处】《现代中西医结合杂志》2015，16：1738-1740.

（二）敷药法

处方 238

丹参 30g，桃仁 15g，佩兰 6g，赤芍 15g，木香 12g，细辛 5g，忍冬藤 15g，车前子 15g，桂枝 15g。

【用法】上药共为细末，每次 20g 用蜂蜜调糊外敷双肾区。

【适应证】急性肾衰属火毒瘀滞证者。

【注意事项】皮肤感染或过敏者禁用。

【出处】李超.《中医外治法类编》湖北科学技术出版社.

（三）经穴敷熨法

处方 239

板蓝根 10g，大青叶 30g，黄芩 9g，金银花 9g，萹蓄 9g，大蓟 9g，车前子（包煎）9g，泽泻 9g。

【用法】上药熬制成中药煎剂，浸入纱布垫，加热后贴敷于两侧肾区经穴部位（肾俞穴、命门穴、志室穴、三焦俞穴、肓门穴、悬枢穴），把中频离子治疗仪两电极板置于浸入中药液的纱布垫之下，患者肾区正对药垫平躺于药垫之上做治疗。每次 40~60 分钟，2 次 / 天。

【适应证】急性肾衰少尿期属湿热蕴结证者。

【注意事项】孕妇及哺乳期妇女、皮肤溃烂者、过敏者禁用。

【出处】《河南中医》2015，05：1182-1185.

（四）熏洗法

处方 240

麻黄 15g，桂枝 15g，细辛 10g，附子 15g，红花 20g，地肤子 30g，羌

活 15g，独活 15g。

【用法】上药研末袋装置入约 5000ml 水中煎煮 30 分钟，取汁洗浴，每周 2 次，每次用药 1 袋，每次泡浴时间 40 分钟。汗出即可，每日 1 次。

【适应证】用于急性肾衰少尿期。

【注意事项】治疗期间需专人护理，控制水温、熏洗时间，要既能达到适宜的温度以助药力又能确保安全，有条件者建议使用恒温桶设定药液温度。对处方中中药成分过敏者须调整方剂，或停止该项治疗。皮肤破溃者禁用。

【出处】《中国民族民间医药》2010，19（20）：97.

二、非药物外治法

（一）针刺法

处方 241

少尿期取穴：中极、膀胱俞、阴陵泉；休克期取穴：涌泉、人中、合谷；多尿期取穴：气海、中极、肾俞、大椎、三阴交、关元、足三里。

【操作】局部穴位消毒，针刺得气后少尿期穴位采用平补平泻法。休克期采用刺络放血法，多尿期采用补法。

【适应证】用于急性肾衰。

【注意事项】血小板减低或者凝血功能亢进者禁用。

【出处】王钢，陈以平，邹燕勤.《现代中医肾脏病学》人民卫生出版社.

（二）耳针法

处方 242

少尿期取穴：肾、交感、内分泌；休克期取穴：升压点、肾上腺、心、肾、皮质下、内分泌；多尿期取穴：肾、膀胱、三焦、内分泌。

【操作】每次选 2~3 个穴位，左右耳轮换，针刺留针 30 分钟，每日或隔日 1 次。

【适应证】用于急性肾衰。

【出处】王钢，陈以平，邹燕勤.《现代中医肾脏病学》人民卫生出版社.

综合评按： 本病通常起病急，病情重，预后差，病死率较高。中医中药通过辨证施治，整体调节，可改善患者临床症状，配合中医外治法可促进肾功能恢复。本节收录的外治法中，中药灌肠效果最佳。中药灌肠疗法历史久远，最早可追溯到张仲景的《伤寒论》，该法在急性肾衰的治疗方面表现出了巨大的潜力，提高了抢救成功率，促进肾组织恢复，提高疗效，降低病死率。对中西医保守治疗效果欠佳的患者则应结合透析疗法，充分发挥中西医各自的优势，提高救治成功率。中药熏洗主要针对少尿期周身水肿的治疗，取"开鬼门"之意。其他治疗如耳穴、针刺、穴位贴敷等主要通过穴位刺激来舒筋通络，可改善临床恶心、呕吐、腰酸痛等症状。

第二十八节　慢性肾功能衰竭

慢性肾功能衰竭是各种病因引起的肾脏损害和进行性恶化的结果，发生于多种原发和继发性肾脏疾病的晚期，是在各种慢性肾脏疾病的基础上，由于肾单位严重受损，缓慢出现的肾功能减退并不可逆转的肾脏衰竭综合征。

慢性肾功能衰竭发病因素有：①原发性肾病：慢性肾小球炎在原发性肾病中最为常见，其次为肾小管间质性肾炎。②继发性肾病：全身系统性疾病和中毒等因素导致的肾脏继发性损害。如糖尿病、系统性红斑狼疮、过敏性紫癜、痛风、长期高血压，以及多种药物性肾损害等。而糖尿病肾病在继发性肾病所致慢性肾衰中占首位。

常见的诱发与加重因素有：①感染：泌尿系或其他部位的感染；②高血压：严重的未经控制的高血压可使肾损害加重；③血容量改变：呕吐、腹泻、失血以及手术和创伤等因素，导致血容量减少，可加重肾衰；④肾毒性药物：在原有慢性肾脏疾病的基础上使用具有肾毒性的药物，可使肾损害加重；⑤尿路梗阻：如尿路结石、肿瘤、狭窄及前列腺肥大等，导致尿液排泄不畅，可加重肾损害。

慢性肾功能衰竭在古代中医文献中，根据其少尿、无尿、水肿、恶心、呕吐等临床表现，及其病情演变经过和预后，常将其归属于"癃闭""关格""肾风""溺毒""肾劳"等范畴。

1. 临床诊断

（1）有慢性肾脏病史。如有慢性肾小球肾炎、糖尿病等病史。

（2）主要症状无特异性，可出现腰部酸痛，食欲不振、恶心、呕吐、头痛、倦怠、乏力或嗜睡，也可见少尿或无尿，并可伴有出血倾向。

（3）主要体征：①高血压：很常见，可为原有高血压的持续或恶化，有些患者也可在肾衰过程中发生血压较高，且常规降压药效果欠佳的情况；②水肿或胸腹水：患者可因水液代谢失调出现水肿，甚则可见胸、腹水；③贫血：本病患者当血肌酐超过 $300\mu mol/L$ 以上，常出现贫血表现，如面睑苍白，爪甲色白。

（4）病期诊断：①代偿期：内生肌酐清除率在 50~80ml/ 分，血肌酐维持在 133~177μmol/L，临床上无症状；②失代偿期：内生肌酐清除率 50~20ml/ 分，血肌酐达 186~442μmol/L，临床出现乏力、轻度贫血、食欲减退等症状；③衰竭期：血肌酐升至 451~707μmol/L，患者出现贫血，代谢性酸中毒；钙、磷代谢紊乱；水电解质紊乱等；④尿毒症期：血肌酐达 707μmol/L，肌酐清除率在 10ml/ 分以下，酸中毒症状明显，全身各系统症状严重。

2. 中医分型

（1）正虚诸证：①脾肾气虚证：主症：倦怠乏力，气短懒言，食少纳呆，腰酸膝软。次症：脘腹胀满，大便烂，口淡不渴，舌淡有齿痕，脉沉细。②脾肾阳虚证：主症：畏寒肢冷，倦怠乏力，气短懒言，食少纳呆，腰酸膝软。次症：腰部冷痛，脘腹胀满，大便烂，夜尿清长，舌淡有齿痕。脉沉弱。③气阴两虚证：主症：倦怠乏力，腰酸膝软，口干咽燥，五心烦热。次症：夜尿清长，舌淡有齿痕，脉沉。④肝肾阴虚证：主症：头晕，头痛，腰酸膝软，口干咽燥，五心烦热。次症：大便干结，尿少色黄，舌淡红少苔，脉弦细或细数。⑤阴阳两虚证：主症：畏寒肢冷，五心烦热，口干咽燥，腰酸膝软。次症：夜尿清长，大便干结，舌淡有齿痕，脉沉细。

（2）邪实诸证：①湿浊证：主症：恶心呕吐，肢体困重，食少纳呆。

次症：脘腹胀满，口中黏腻，舌苔厚腻。②湿热证：主症：恶心呕吐，身重困倦，食少纳呆，口干，口苦。次症：脘腹胀满，口中黏腻，舌苔黄腻。③水气证：主症：全身浮肿，尿量少。次症：心悸、气促，甚则不能平卧。④血瘀证：主症：面色晦暗，腰痛。次症：肌肤甲错，肢体麻木，舌质紫暗或有瘀点瘀斑、脉涩或细涩。⑤浊毒证：主症：恶心呕吐、口有氨味、纳呆、皮肤瘙痒、尿量少。次症：身重困倦，嗜睡，气促不能平卧。

二、药物疗法

（一）中药灌肠疗法

🥣 处方 243

生大黄、生牡蛎、蒲公英、莪术、丹参各 15g。

【用法】采用水煎方式将药物熬制成 400ml 药液，之后分为两袋，每袋 200ml。令患者将大便排尽，使用温水为其清洗肛周部位并涂抹适量润滑油。取膝胸位，若患者不耐受或年龄较大可取左侧位，并在其臀下位置垫上棉垫，并将臀部向上抬高 10cm。将之前备用的 200ml 中药药液加热至温热状态，约 37℃，后倒入空液体瓶内。将去掉头皮针的输液器，插入 14 号导尿管。在患者臀部下方垫好治疗巾、橡胶单，并将输液管中的空气排出，将输液器关闭。将导尿管前端润滑，缓慢插入患者肛门，观察患者耐受情况。导尿管插入深度控制在 25cm 左右，将输液器开关打开，滴速调整为 200 滴 / 分。灌肠结束后关闭输液器，将导尿管缓慢拔出。令患者保持左侧卧位 15 分钟，之后可改为仰卧，但仍需将臀部抬高 10cm，持续 0.5~1小时。

【适应证】慢性肾衰浊毒证。

【注意事项】肠内肿瘤患者禁用。

【出处】《中国中西医结合肾病杂志》2010，01：67.

🥣 处方 244

大黄 15g，大黄炭 15g，土茯苓 15g，牡蛎 30g。

【用法】采用水煎方式将药物熬制成 400ml 药液，之后分为两袋，每袋 200ml。令患者将大便排尽，使用温水为其清洗肛周部位并涂抹适量润滑油。取膝胸位，若患者不耐受或年龄较大可取左侧位，并在其臀下位置垫上棉垫，并将臀部向上抬高 10cm。将之前备用的 200ml 中药药液加热至温热状态，约 37℃，后倒入空液体瓶内。将去掉头皮针的输液器，插入 14 号导尿管。在患者臀部下方垫好治疗巾、橡胶单，并将输液管中的空气排出，将输液器关闭。将导尿管前端润滑，缓慢插入患者肛门，观察患者耐受情况。导尿管插入深度控制在 25cm 左右，将输液器开关打开，滴速调整为 200 滴 / 分。灌肠结束后关闭输液器，将导尿管缓慢拔出。令患者保持左侧卧位 15 分钟，之后可改为仰卧，但仍需将臀部抬高 10cm，持续 0.5~1 小时。

【适应证】慢性肾衰浊毒证。

【注意事项】肠内肿瘤患者禁用。

【出处】《吉林中医药》2007，10：19.

（二）熏洗法

处方 245

用苏叶 30g，桂枝 20g，细辛 15g，土茯苓 60g，益母草 50g，金银花 50g，地肤子 30g。

【用法】上药研末袋装置入约 5000ml 水中煎煮 30 分钟，取汁洗浴，每周 2 次，每次用药 1 袋，每次泡浴时间 40 分钟。汗出即可，每日 1 次。

【适应证】用于慢性肾衰水气证。

【注意事项】心脑血管疾病禁用，洗浴后应覆被保暖。

【出处】《山东中医药杂志》2010，（5）：5.

处方 246

生麻黄、桂枝、红花、皂刺各 15g。

【用法】上药研末袋装置入约 5000ml 水中煎 30 分钟，取汁洗浴，每周 2 次，每次用药 1 袋，每次泡浴时间 40 分钟。汗出即可，每日 1 次。

【适应证】用于慢性肾衰水气证。

【注意事项】心脑血管疾病禁用，治疗结束后注意保暖，避免"邪气"

侵袭。

【出处】《中国中西医结合肾病杂志》2002，3（6）：357.

（三）中药离子导入法

处方 247

黄芪 30g，菟丝子 30g，山药 30g，白芍 30g，黄精 30g，芡实 30g，大黄 20g，草果仁 20g，薏苡仁 20g，益母草 20g，木香 10g，当归 10g，水蛭 10g，红花 10g。

【用法】上药煎煮取汁，取患者双侧第 1 腰椎至第 3 腰椎脊突旁开 1 寸以外区域（双侧肾俞穴），先用 75% 的乙醇擦拭皮肤，再将 2 块衬垫（8cm×12cm 的 8 层无菌纱布制成）分别浸入药液置于上述区域，然后在左右衬垫上分置正、负电极板，分别加盖纱布后加压固定（以双侧肾俞穴连线为加压线）。电极板分接中频药物离子导入治疗仪的正、负输出极导入治疗，每日 1 次，每次 30 分钟，1 个月为 1 个疗程，治疗 2 个疗程。

【适应证】慢性肾衰属脾肾气虚证者。

【注意事项】孕妇及哺乳期妇女、皮肤溃烂者、过敏者禁用。

【出处】《实用中医药杂志》2016，10：972.

处方 248

黄芪、牡蛎各 30g，水蛭、大黄各 5g，桂枝、川芎、当归、丹参、附片 10g。

【用法】上药煎煮取汁，取患者双侧第 1 腰椎至第 3 腰椎脊突旁开 1 寸以外区域（双侧肾俞穴），先用乙醇擦拭皮肤，再将 2 块衬垫（8cm×12cm 的 8 层无菌纱布制成）分别浸入药液置于上述区域，然后在左右衬垫上分置正、负电极板，分别加盖纱布后加压固定（以双侧肾俞穴连线为加压线）。电极板分接中频药物离子导入治疗仪的正、负输出极导入治疗，每日 1 次，每次 30 分钟，1 个月为 1 个疗程，治疗 2 个疗程。

【适应证】慢性肾衰气阴两虚证者。

【注意事项】孕妇及哺乳期妇女、皮肤溃烂者、过敏者禁用。

【出处】《湖南中医杂志》2016，12：55~57.

（四）穴位贴敷法

处方 249

红花、丹参、川芎、白芷、透骨草、益母草各 10g。

【用法】加工成药末，以 75% 乙醇加蜂蜜适量调成膏，每用 3~5g 用胶布固定于双肾俞。药物 1 次贴敷 8 小时，取药后停药 6 小时继续外敷药。

【适应证】慢性肾衰属血瘀证者。

【注意事项】皮肤过敏或破损者禁用。

【出处】《辽宁中医杂志》2015，32（11）：1165–1166.

处方 250

大黄 10g，黄芪 30g，丹参 30g，何首乌 20g，白花蛇舌草 30g，冰片 10g。

【用法】加工成药末，以 75% 乙醇加蜂蜜适量调成膏，每用 3~5g 用胶布固定于双肾俞。药物 1 次贴敷 8 小时，取药后停药 6 小时继续外敷药。

【适应证】慢性肾衰属湿热证者。

【注意事项】皮肤过敏或破损者禁用。

【出处】《内蒙古中医药》2014，（4）：60–61.

（五）穴位注射法

处方 251

黄芪注射液。

【用法】肾俞、足三里。选择适宜的消毒注射器和针头，抽取 1ml 黄芪注射液，在穴位局部消毒后，右手持注射器对准穴位，快速刺入皮下，然后将针缓慢推进，达一定深度后产生得气感，如无回血，便可将药液注入，隔日 1 次，4 周为 1 个疗程。

【适应证】慢性肾衰脾肾气虚证者。

【注意事项】对黄芪过敏者禁用。

【出处】《中国中西医结合肾病杂志》2003，4（12）720–721.

二、非药物外治法

（一）艾灸法

⚕ **处方 252**

气海、天枢、脾俞、肾俞。

【操作】按雀啄灸法操作，每次 5~10 分钟，每日 2 次。

【适应证】慢性肾衰属脾肾阳虚型者。

【注意事项】操作时避免烫伤，艾灸结束后注意保暖。

【出处】《中国针灸》2000，20（3）：136-138.

（二）针刺法

⚕ **处方 253**

主要选穴中脘、气海、膻中、孔最、足三里、三阴交、肾俞、三焦俞、心俞、风池；促进排尿：主要选穴关元、中极、阴廉、肾俞、三焦俞；增加肾血流量：主要选穴中脘、肾俞、心俞、三焦俞；调整血压：主要选穴中脘、百会、正营、玉枕、肩井。

【操作】对患者的穴位进行常规消毒，针刺得气后 15 分钟再次行针 1 次，留针 30 分钟。

【适应证】慢性肾衰属脾肾气虚证者。

【注意事项】血小板减少或凝血功能亢进者禁用。

【出处】《中医药临床杂志》2013，06：495-496.

（三）耳针法

⚕ **处方 254**

呕吐、呃逆为主症者，可选用胃、肝、神门、脑；水肿为主症者可选用肝、脾、肾、脑、膀胱、腹；小便不利者可选用肾、膀胱、尿道、外生殖器、三焦。

【操作】呕吐、呃逆者每次选 2~3 穴，捻转强刺激，留针 30 分钟，每日 1 次，10 次为 1 个疗程。水肿者每次 2~3 穴，中等强度刺激，留针 30 分钟，每日 1 次，10 次为 1 个疗程。小便不利者每次选 2~3 穴，留针 40 分钟，每 10 分钟行针 1 次，每日 1 次，每 10 次为 1 个疗程。

【适应证】慢性肾衰浊毒证者。

【出处】《上海针灸杂志》2003，22（1）：47.

综合评按： 慢性肾衰中医称"关格""水肿""虚劳"。中医外治法已经广泛应用在慢性肾衰的治疗领域，并取得了良好的疗效。外治法在治疗慢性肾衰方面有诸多优势：

（1）不经胃肠吸收，没有肝脏的首过效应。

（2）由于血药浓度处于稳定状态，故而降低了药物不良反应的发生。

（3）避免了多剂量给药，简便易行。

（4）更好地体现了攻邪而不伤正的原则，可弥补内服攻下药损伤正气的缺点。

本节收录的外治法中，中药灌肠在慢性肾衰早中期可明显延缓疾病进展，应用广泛，疗效最好。穴位贴敷可缓解腰酸痛及恶心呕吐症状，在临床上更安全，操作更为方便。中频脉冲电疗法可缓解慢性肾衰带来的腰痛等不适症状。针灸可缓解尿毒症引起的恶心呕吐。中药熏洗可明显改善皮肤瘙痒症状。为了提高临床疗效，在外治法基础上，应结合辨证论治的原则，给予相应中药汤剂口服。同时，结合西医纠正电解质紊乱，维持酸碱平衡。

《当代中医外治临床丛书》
参编单位

（排名不分先后）

总主编单位

河南大学中医药研究院　　　　　　中华中医药学会慢病管理分会

开封市中医院　　　　　　　　　　海南省中医院

北京中医药大学深圳医院

副总主编单位（排名不分先后）

北京中医药大学　　　　　　　　　南京中医药大学

山东中医药大学　　　　　　　　　河南大学中医院

黑龙江中医药大学　　　　　　　　辽宁中医药大学

四川省第二中医医院　　　　　　　浙江省义乌市中医医院

南阳理工学院张仲景国医国药学院　湖北省英山县人民医院

河南省中医糖尿病医院　　　　　　江西省高安市中医院

河南省长垣中西医结合医院　　　　甘肃省兰州市中医医院

甘肃省兰州市西固区中医院　　　　河南省开封市儿童医院

河北省馆陶县中医院　　　　　　　湖北省咸宁市中医院

湖北省武穴市中医院　　　　　　　中日友好医院

编委单位（排名不分先后）

河南省中医院　　　　　　　　　　河南省开封市第五人民医院

南阳理工学院张仲景国医国药学院　河南省郑州市中医院

开封市中医糖尿病医院　　　　　　河南省项城市中医院

广东省深圳市妇幼保健院　　　　　河南省荥阳市中医院

山东省聊城市中医院　　　　　　　河南省南阳市中医院

中国人民解放军陆军第 83 集团军医院　　河南省南阳名仁医院

甘肃省兰州市西固区中医院　　　　河南省骨科医院

成都中医药大学　　　　　　　　　河南省濮阳市中医院

江苏省扬州市中医院　　　　　　　四川省南部县中医院

江苏省盐城市中医院　　　　　　　贵州省福泉市中医院

江苏省镇江市中医院　　　　　　　浙江省义乌市中医医院

河北省石家庄市中医院　　　　　　海南省三亚市中医院

河南省三门峡市中医院　　　　　　黑龙江省安达市中医医院

河南省三门峡市颐享糖尿病研究所　湖北省天门市中医医院

河南省安阳市中西医结合医院　　　湖北省老河口市中医医院

河南省林州市人民医院　　　　　　深圳市罗湖区中医院

广州中医药大学顺德医院附属均安医院